医院人力资源管理与行政工作研究

张 莺◎著

吉林人民出版社

图书在版编目（CIP）数据

医院人力资源管理与行政工作研究 ／ 张莺著 ．

长春：吉林人民出版社，2024．10． -- ISBN 978-7-206-21521-6

Ⅰ．R197.322

中国国家版本馆 CIP 数据核字第 2024G3K594 号

医院人力资源管理与行政工作研究

YIYUAN RENLI ZIYUAN GUANLI YU XINGZHENG GONGZUO YANJIU

著　　者：张　莺
责任编辑：王　丹　　　　　　　　　封面设计：寒　露
出版发行：吉林人民出版社（长春市人民大街 7548 号）　邮政编码：130022
印　　刷：河北万卷印刷有限公司
开　　本：710mm×1000mm　　1/16
印　　张：11.75　　　　　　　　　　字　　数：200 千字
标准书号：ISBN 978-7-206-21521-6
版　　次：2024 年 10 月第 1 版　　　印　　次：2025 年 1 月第 1 次印刷
定　　价：88.00 元

前　言

随着我国医疗卫生体制改革的深入推进，医院作为公共卫生服务的核心组织，其运营管理模式及内部结构正面临着前所未有的挑战和机遇。在这一转型期，医院人力资源管理和行政工作的重要性越发凸显，不仅关系到医疗服务的效率和质量，也直接影响医疗机构的可持续发展与社会形象。因此，深入研究并创新医院的人力资源管理与行政工作管理，成为当前医疗管理领域中的重要议题。

医院管理的现代化离不开科学的人力资源管理和高效的行政支持。然而，我国医院在实际操作中仍面临一系列问题。这些问题的存在，不仅制约了医院的内部发展，也影响了公众对医疗服务的满意度和信任度。本书旨在通过系统的理论阐述与实践分析，探讨我国医院人力资源管理和行政工作的现状与挑战，并在此基础上，提出具体的改进策略和创新方法。全书共分为六章，从医院人力资源管理的实践和基本理论，到具体的岗位管理、人才招聘与激励机制，再到人力资源管理的构建，每一章都围绕提升管理效率和服务质量的核心需求展开深入讨论。

本书第一章详细介绍了医院人力资源管理的理论基础，分析其特点和发展方向，为后续的管理实践提供了理论支持。随后几章聚焦岗位管理、人才招聘及激励机制的具体实施策略，以及在新医改背景下这些管理活动的创新构建。特别是，在后续章节中，本书结合最新的行政管理理论，探索医院行政管理的各个维度，如组织管理、信息管理和后勤管理等，旨在为医院管理者提供一套全面的、切实可行的管理工具和策略。

本书希望帮助医院管理者和相关从业人员深入理解医院人力资源管理与行政工作的现代化需求，掌握科学的管理方法，提高自身的职业能力，最终实现医院服务质量的全面提升。同时，本书可以作为医疗管理专业学生、医院行政人员及医疗政策制定者的重要参考资料。在医疗卫生体制改革不断深化的今天，期待本书能为推动我国医院管理现代化做出应有的贡献，助力构建一个更加高效、公平、可持续的公共卫生体系。

目 录

第一章　概述

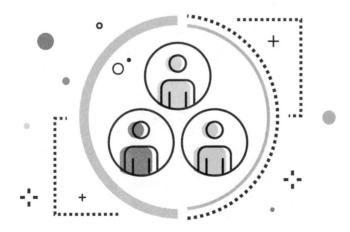

第一节 医院人力资源管理研究及实践

随着我国医疗事业的发展，医院组织的规模和数量不断扩大，医院人力资源管理的重要性日益凸显。伴随着医疗改革的深入和现代化管理理念的引入，我国的医院人力资源管理逐渐走上了规范化、科学化的道路。现阶段，我国医院人力资源管理的研究主要集中在优化人力资源配置、提升医务人员职业素养、改善工作环境和激励机制等方面。通过借鉴先进管理经验，并结合本土实际情况，我国的医院组织在管理模式和管理手段上进行了多方面探索和创新。

一、医院人力资源管理理论

医院人力资源管理，作为一项复杂且重要的管理活动，核心在于科学有效地规划、管理和开发医院的人力资源，以达到医院组织目标和员工个人目标的共同实现。从理论层面上看，医院人力资源管理不仅是简单的人员管理，更是一个涉及智力开发、文化素质提升和道德觉悟提高的系统工程。其主要内容包括医院人力资源的预测与规划、组织和培训，以及人力资源的甄选、合理配置和使用。

从开发角度来看，医院人力资源管理不仅关注员工现有能力的充分发挥，更注重挖掘员工的潜在能力。这种全面发展的理念，不仅有助于提升医院整体的服务质量和效率，也为员工个人的职业发展提供了广阔平台。通过系统的培训，医院能提升员工的专业技能和综合素质，从而更好地服务患者和实现医院的长远发展目标。从管理内容来看，医院人力资源管理涵盖人力资源的各个环节，包括预测、规划、组织和培训等。在预测与规划阶段，医院需要根据自身的发展战略和外部环境变化，合理预测未来的人力资源需求，并制定相应的规划。组织和培训阶段的重点在于医院如何通过合理的组织结构与培训计划，提高员工的工作能力和效率。医院人力资源管理强调对人力资源的甄选、合理配置和使用。通过科学的招聘和选拔程序，医院能确保引进具有高素质和高潜力的人才。同时，合理的人力资源配置和使用，能最大限度地发挥每个员工的潜能，为医院的发展注入持续的动力。在医院和员工的关系上，医院人力资源管理强调双向承诺。医院不仅要求员工对组织忠诚和努力工作，同时致力为员工提供良好的工作环境和发展机会，追求的是医院和员工共同成长与进步。[①] 这种双向承诺的管理理念，有助于增强员工的归属感，提高员工工作的积极性，从而实现医院组织目标和员工个人目标。

总体来说，医院人力资源管理是一项系统性、综合性的管理活动，建立在现代人力资源管理理论和管理思维的基础上，通过有效的开发、合理的配置和充分的利用，医院人力资源管理为医院的发展提供了基本保障和强大动力。

二、医院人力资源管理的创新策略与实践路径

在现代医疗环境中，医院的人力资源管理不仅是提升医院运营效率的核心要素，更是提升医疗服务质量和竞争力的关键所在。为了在激烈的市场竞争中立于不败之地，医院必须以创新的策略和实践路径优化人力资源管理体系。以下是针对医院人力资源管理的具体对策，旨在全面提升医院的人力资源管理效能，如图 1-1 所示。

---

① 翁开源，王浩，廖瑞斌，等.医院管理学［M］.北京：人民军医出版社，2015：192.

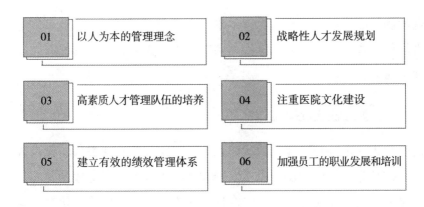

图 1-1 医院人力资源管理的对策

（一）以人为本的管理理念

树立以人为本的管理理念是现代医院人力资源管理的基石。人才是人力资源的核心，医院要想在激烈的市场竞争中保持领先地位，必须注重提升人才的价值。医院管理者应关注员工的职业发展和个人需求，营造一个尊重人才、重视人才的工作环境。这不仅能提高员工的工作积极性和满意度，还能吸引更多优秀人才加入。

（二）战略性人才发展规划

人才发展战略是医院整体发展规划的重要组成部分。医院应根据自身的发展目标和市场需求，制定科学合理的人才发展战略。通过综合运用各类人才资源，医院可以在发展过程中发挥人才的最大潜能。例如，医院可以设立专门的人才发展部门，负责制定人才引进、培养和激励机制，确保人才与医院发展目标相一致。

（三）高素质人才管理队伍的培养

培养一支高素质的人才管理队伍是提升医院人力资源管理水平的重要保障。现代医院的人力资源管理者不仅要具备广博的知识和能力，还要树立正确的用人观念，善于识别和挖掘人才。管理者应不断学习先进的人力资源管理理念和方法，提升自身的管理水平和专业素养。同时，医院可以通过培训、进修等方式，提高人力资源管理团队的综合素质，确保其能有效应对各种管理挑战。

（四）注重医院文化建设

医院文化是医院管理理念的重要载体，是现代医院建设的关键内容。医院文化，是指医院员工在长期建设发展和医疗服务过程中形成的共同价值观念、心理定式和行为规范。医院应在日常管理中贯彻以医院文化为导向的人力资源管理思想，通过营造积极向上的医院文化氛围，激发员工的创造力和凝聚力。例如，医院可以定期举办文化活动、员工培训和团队建设活动，增强员工的归属感和集体荣誉感。

（五）建立有效的绩效管理体系

一个科学合理的绩效管理体系是激励员工、提升员工工作效率的重要手段。医院应根据不同岗位的职责和工作内容，制定明确的绩效考核标准和评价体系，确保考核结果公平、公正。通过建立有效的激励机制，如晋升机会、职业发展规划等，医院可以激发员工的工作积极性，促使其不断提升自身业务水平和服务质量。

（六）加强员工的职业发展和培训

持续的职业发展和培训是提升员工素质与能力的有效途径。医院应根据员工的职业发展需求和医院的发展目标，制订个性化的培训计划和职业发展路径。通过开展多种形式的培训，如岗前培训、在职培训和外派学习等，帮助员工不断更新知识和技能，提升其综合素质和专业能力。

第二节　医院人力资源管理的基本理论

一、人力资源的内涵

随着时代的变迁，人的因素在历史发展中的重要性日益显现，人力资源管理成为全球企业界关注的焦点。近十年来，企业对人力资源管理的重视程度显著提升，这种趋势也在持续加强。产生这种变化的原因在于一个日益被认可的事实：人是保持竞争力的关键。人力资源是最宝贵的资源，人是生产力中最积极、最活跃的因素，社会的各项生产活动都依赖人类的积极参与。因此，保护和激发人的积极性是发展生产的核心任务。

"人力资源"一词最早由美国管理学家彼得·德鲁克（Peter F. Drucker）于1954年在《管理的实践》中提出。德鲁克认为，人力资源与其他资源的唯一区别在于他们是人，具备其他资源没有的素质，如协调能力、融合能力、判断能力和想象能力。因此，人力资源不仅是生产要素，更是企业竞争力的源泉。人力资源的定义可以从广义和狭义两个角度进行理解。从广义上看，人力资源是在一定范围内的人口中，具有劳动能力的人的总和，是能推动社会进步和经济发展的智力和体力劳动者的集合。这包括所有具备劳动能力的人，他们通过智力和体力劳动，推动社会的各项事业向前发展。从狭义上看，在企业组织的微观层面，人力资源是指能实现组织目标所有可以配置的人力生产要素总和。这不仅包括企业内部的员工，还包括与企业相关的外部人力资源，如顾问、合作伙伴等。企业通过有效配置和管理这些人力资源，能实现其战略目标，提升市场竞争力。

在人力资源管理实践中，企业需要关注以下几个重要方面。一是激励机制的建立。通过建立有效的激励机制，企业可以激发员工的工作热情和创造力，使他们充分发挥潜力，为企业创造更大价值。二是培训与发展。持续的培训和发展计划能提高员工的技能水平与综合素质，使其能适应不断变化的市场需求和技术环境。三是人才选拔与配置。科学的人才选拔与配置方法能确保企业吸引和留住优秀人才，实现人力资源的优化配置。四是组织文化建设。企业通过营造积极向上的组织文化，可以增强员工的归属感和团队凝聚力，从而提高整体工作效率和企业竞争力。人力资源是企业的宝贵资产，是推动社会进步和经济发展的重要力量。通过科学有效的人力资源管理，企业不仅能提高自身的竞争力，还能为社会创造更大的价值。人力资源管理的发展和创新，将继续在未来的企业运营和社会进步中发挥关键作用。

人力资源不同于水力资源、矿产资源等实物资源，也不同于金融资源和技术资源。它是一种独特且极为重要的资源，具备高度的可塑性和无限的潜力。一般来说，人力资源具备以下几个特性，如图 1-2 所示。

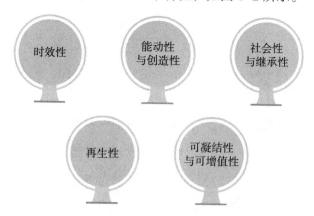

图 1-2　人力资源的特性

（一）时效性

人力资源具有独特的时效性，因为人的寿命有限，劳动时间通常只有 40 年至 50 年。其间，人会经历一个从积累到稳定发挥再到逐步下降的过程。如果人力资源长期闲置或未被充分利用，就会导致难以弥补的损失和浪费。因此，人力资源不同于其他可储藏的资源，必须在有效的时间内得到充分开发和利用。管理者需要充分认识人力资源这一特性，制定合理的人力资源规划和管理策略，以最大化发挥员工的潜能，并避免资源的浪费。

（二）能动性与创造性

根据马克思的生产力三要素理论，劳动者不仅使用工具作用于劳动对象，还将两者联系起来，成为生产力中最活跃和革命性的因素。人力资源不仅具有内在的增值潜力，可以通过开发和管理实现，还能管理和开发其他资源。由于人力资源具有主观能动性，如果其能得到有效开发和利用，就可以创造出远超其自身价值的效益。管理者应充分认识和挖掘人力资源的能动性与创造性，通过科学的管理和激励机制，最大限度地激发其潜力，为企业和社会创造更大价值。

（三）社会性与继承性

人类是社会关系的总和，因此，人力资源的发展与人类再生产同步，受生育和生存条件的影响，更受社会经济状况和特定生产方式的制约，具有鲜明的时代特征和社会特征。人力资源不仅反映当时的社会环境和经济条件，还通过代际传承不断积累和创新，推动社会进步和经济发展。管理者应关注人力资源的社会性与继承性，采取有效措施，确保人才的持续发展和优化配置，最大限度地发挥潜力。

（四）再生性

尽管个体存在的时间有限，但人类总体具备再生性，通过自身的再生产不断发展。与矿产等实物资源不同，人力资源不会耗竭，具备再生和可持续发展的特性。人力资源在总体上呈现后续资源优于前面资源的趋势，意味着新一代人往往在知识、技能和创新能力方面超过前一代人。人力资源的这种特性使其成为一种独特的、能长期支持社会和经济发展的资源。管理者应充分认识这一特性，通过教育、培训和发展计划，确保人力资源的持续优化，为社会进步和企业发展提供源源不断的动力。

（五）可凝结性与可增值性

人力资源具有通过劳动创造物质和精神产品的特性，这些产品体现了大量人力资源的积累和凝结过程。通过教育和科技投入，人力资源能够不断吸收知识、信息和技术，提高自身素质和能力。经过这些提升，人力资源在投入生产过程中，能够实现产品的显著增值。这种可凝结性和可增值性，使人力资源成为推动经济和社会发展的关键因素。管理者应重视教育和科技的投入，通过不断提升人力资源的素质和能力，将其增值效益最大化，从而促进企业和社会的持续发展。

二、人力资源管理的内涵

人力资源管理涵盖社会或企业中各类型从业人员的全面管理，包括招聘、录取、培训、使用、升迁、调动直至退休全过程。其管理对象包括体力劳动者和脑力劳动者，侧重如何有效组织和管理已进入劳动过程的人力资源，以充分发挥其功能。人力资源管理的核心在于实现"人"与"事"、"人"与"人"的和谐，这种和谐不仅能提高生产效率，还能推动经济和社会的发展。从宏观和微观两个层面来看，宏观人力资源管理是指对全社会人力资源的管理，确保人力资源在国家层面得到合理配置和使用。而微观人力资源管理则专注企业和事业单位的人力资源管理，涉及人力资源的获取、开发、利用和保持等方面。[①] 通过计划、组织、领导和控制这些活动，企业能保持人力和物力的最佳比例，充分发挥人的潜能，调动员工的积极性，提高工作效率，从而实现组织目标。

人力资源管理的基本任务是组织好人力这一重要生产力，正确处理组织内人与人、人与工作之间的关系，充分发挥员工的积极性和创造性，不断提升员工队伍素质，保证组织的劳动生产率或工作效率的持续提高。为了实现这一目标，人力资源管理涉及多个重要内容。①人力资源规划。制定人力资源的战略规划，预测未来的人力资源需求，确保组织在需要时获得和留住合适的人才。②工作分析。分析和描述每个职位的职责与要求，明确岗位职责，为招聘和绩效评估提供依据。③员工招聘与选拔。通过科学的招聘流程

---

① 殷智红，李英爽，平宇伟.人力资源管理［M］.北京：北京邮电大学出版社,2008：7.

和选拔机制，吸引和选拔符合医院需求的优秀人才。④员工培训与开发。提供持续的培训和发展机会，提高员工的技能和知识水平，促进其职业发展。⑤员工使用与人才管理。合理配置员工，根据其能力和特长安排适合的岗位，充分发挥其潜力。⑥薪酬管理。设计合理的薪酬体系，确保薪酬水平具有竞争力，激励员工努力工作。⑦员工激励。⑧劳动关系管理。处理员工与组织之间的劳动关系，确保和谐的工作环境。⑨企业文化建设。塑造积极向上的企业文化，增强员工的凝聚力和向心力。通过多种激励手段，调动员工的积极性和创造性，增强其对组织的归属感。通过这些管理活动，人力资源管理可以有效提升组织的整体效能。尤其是在当今竞争激烈的市场环境中，医院必须注重人力资源管理，以保持其竞争优势。管理者需要不断创新管理方法，适应变化，确保人力资源管理的各环节都能紧密结合，形成合力，为医院的可持续发展提供强有力的支持。

三、医院人力资源管理的特性

医院人力资源管理具有一些独特的特性，主要体现在以下几个方面，如图 1-3 所示。

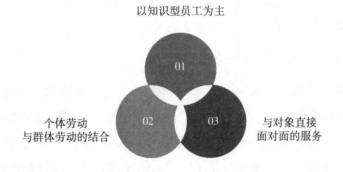

图 1-3　医院人力资源管理的特性

（一）以知识型员工为主

知识型员工不仅能充分利用现代科学知识提高工作效率，还具备较强的学习和创新能力。医院主要由知识型人才组成，与非知识型员工相比，他们在个人特质、心理需求、价值观念和工作方式等方面具有许多独特之处。

1. 具有相应的专业特长和较高的个人素质

知识型员工通常受过系统的专业教育，有较高的学历和专业技能。因为受教育水平较高，他们具备较高的个人素质，如广阔的视野、强烈的求知欲和出色的学习能力。此外，他们还有广泛的知识层面和其他方面的能力素养。这些特点使知识型员工能在工作中充分发挥专业特长，持续提升自身价值，并为组织带来更多创新成果。因此，管理者应重视培养和激励知识型员工，以充分发挥其在推动医院发展中的关键作用。

2. 具有实现自我价值的强烈愿望

知识型员工通常具有较高的需求层次，他们更加注重实现自身价值。相较于一般的事务性工作，他们更倾向于从事具有挑战性和创造性的任务，并追求完美的结果。在这个过程中，知识型员工希望充分展现个人才智，实现自我价值。他们渴望在工作中获得成就感和认可，通过不断挑战和创新满足自身的需求。为了激励和留住这些员工，医院可以提供富有挑战性的工作环境和发展机会，支持他们的职业成长和个人价值的实现，从而充分激发他们的潜力和创造力。

3. 高度重视成就激励和精神激励

知识型员工更重视成就激励和精神激励，而非单纯的金钱或物质奖励。他们渴望看到工作成果，认为成果的质量是对其效率和能力的最好证明。他们乐于发现问题并寻找解决方法，希望自己的工作有意义并能为医院做出贡献。对他们来说，成就感本身是十分有效的激励方式，金钱和晋升等传统激励手段次之。此外，由于高度重视自我价值，知识型员工非常在意他人、组织和社会的评价，强烈希望获得社会的认可和尊重。为了充分激励这些员工，医院应注重为他们提供有意义的工作，并给予他们适当的社会认可和尊重。

4.具有很高的创造性和自主性

与体力劳动者的机械性重复劳动不同，知识型员工主要从事创造性劳动。知识型员工依靠自身的专业知识，通过创造性思维，不断获取新的知识和成果。因此，知识型员工更倾向于在宽松且高度自主的环境中工作，他们重视自我引导和自我管理，不愿被动适应机械化的工作流程。相较于流水线上的操作工人，知识型员工希望在工作中有更高的自由度，以充分发挥自身的创造潜力和自主能力。为满足知识型员工的需求，医院应提供一个支持创造性和自主性的工作环境，包括允许员工在任务中有更多的决策权和灵活性，鼓励他们探索新方法和解决问题的路径。通过营造这种环境，医院不仅能激发知识型员工的创造力，还能提升其工作满意度和成就感，从而更好地实现目标和创新发展。此外，管理者还应认识到知识型员工在自我管理和自我激励方面的强大能力，提供相应的资源和支持，确保他们在工作中有足够的空间尝试和创新。通过这种方式，医院可以最大限度地发挥知识型员工的潜力，推动整体绩效的提升。

5.强烈的个性及对权势的蔑视

与传统体力劳动者不同，知识型员工不仅具备丰富的才智和专业知识，还具有鲜明的个性。知识型员工尊重知识、崇拜真理、信奉科学，不愿随波逐流，更不会趋炎附势或畏惧权势。相反，他们往往会因为执着于对知识的探索和对真理的追求，而蔑视任何形式的权威。此外，知识型员工还掌握着独特的专业知识和技能，能够对上级、同事和下属产生影响。因此，传统组织结构中的职位权威对他们通常不具备绝对的控制力和约束力。

为了有效管理知识型员工，医院需要重新审视和调整传统的管理方式。首先，医院应为知识型员工营造一个尊重知识和创新的环境，让知识型员工感受到其专业技能和创造力得到了重视与认可。其次，管理者应更多地依赖说服和协商，而非命令和控制，以激发知识型员工的主动性和创造力。通过建立一种平等、开放的沟通机制，鼓励知识型员工表达意见和建议，增强他们的归属感，提高他们的工作投入度。最后，管理者应给予知识型员工更多自主权和灵活性，支持他们在工作中探索新方法和新思路，激发他们的创新潜力。通过这种方式，医院不仅能更好地激励和留住知识型员工，还能充分发挥他们的才智，为组织的创新和发展提供源源不断的动力。

6. 工作过程难以实行监督控制

知识型员工在易变和不确定的环境中进行创造性的知识工作，没有固定的流程和步骤，具有高度的随意性和主观支配性。与传统的固定生产车间或办公室不同，知识型员工的工作场所灵活多变，灵感和创意可能在任何时间和地点涌现。因此，对他们的工作过程进行监督非常困难，传统的操作规程对他们几乎没有约束力或指导意义。

要想有效管理知识型员工，医院需要摒弃传统的监督控制方法，采用更加灵活和以信任为基础的管理方式。首先，管理者应注重成果导向，重视最终的工作成果而非具体的工作过程。这种方法不仅能给予知识型员工更多的自主权和创造空间，还能激发他们的创新潜力。其次，医院应建立一个支持性和协作性的工作环境，鼓励知识型员工自由交流和分享创意，从而促进团队合作和知识共享。最后，管理者需要通过明确的目标设定和绩效评估机制，确保知识型员工在实现个人目标的同时，能为医院的整体目标做出贡献。这种方式不仅能提高知识型员工的工作满意度和成就感，还能增强知识型员工对医院的忠诚度和归属感。

7. 工作成果不易加以直接测量和评价

知识型员工的工作成果通常以思想、创意、技术发明或管理创新等形式呈现，因此难以通过直接的经济指标进行测量和评价。由于现代科技迅速发展，许多知识创新和科研成果需要团队协作和共同努力，单凭个人难以完成。这种特点使得知识型员工的工作成果，难以用传统的经济效益指标进行衡量。

这种测量和评价的难度为医院带来了挑战，即如何准确评估知识型员工的个人价值并给予其合理的薪酬。第一，医院应采用多维度的评价体系，不仅要关注其经济贡献，还要考虑其创新能力、团队合作精神和对组织的长期影响力。医院通过设定明确的目标和里程碑，可以解决一部分直接测量的难题，同时给员工指明发展方向。第二，医院既要认可个人的贡献，也要衡量团队整体的协同效果，还要确保知识型员工受到公平的对待，从而激发其持续创新的动力。第三，医院应考虑通过定性评价和专家评审等方法，补充传统的量化指标，以全面评估知识型员工的成果和价值。这不仅有助于制定合理的薪酬和奖励制度，还能促进知识型员工的职业发展和成长。

8. 工作选择的高流动性

知识型员工有独特的生产要素，即他们头脑中的知识，并具备接受新工作和挑战的能力。如果当前工作缺乏足够的吸引力或个人成长机会，他们就会迅速转向其他公司，寻找新的职业机会。因此，知识型员工更多地忠诚于自己的职业发展，而非特定的单位。要想留住这些高流动性的员工，医院需要为其提供具有吸引力的工作环境、明确的职业发展路径和充足的成长机会。此外，医院还应重视知识型员工的个人发展，为其提供持续的学习和培训机会，以满足他们对知识和技能提升的需求。通过这些措施，医院可以增强知识型员工的归属感和满意度，从而降低其流动性，提高组织的稳定性和竞争力。

知识型员工是一个追求自主性、个体性、多样化且具有强大创新精神和团队协作精神的群体。他们的工作动力主要来源于内在的成就感，而非金钱财富。激励知识型员工的前四个因素分别是个体成长（约占 34%）、工作自主（约占 31%）、业务成就（约占 8%）和金钱财富（约占 7%）。[①] 由此可见，知识型员工比其他类型的员工更重视能够促进他们发展、有挑战性的工作，并且对知识和事业有着持续不断的追求。知识型员工希望拥有自主权，以便用他们认为最有效的方式工作，并完成医院交付的任务。他们期望获得与自己贡献相称的报酬，并能分享自己创造的财富。因此，医院必须充分考虑这些员工的特点和需求。为了满足知识型员工的需求，人力资源部应弱化传统的制度管理，提升服务在管理中的重要地位，强调医院文化、沟通交流环境

---

① 　刘宇文. 大学学术忠诚论［M］. 长沙：湖南师范大学出版社，2020：285.

以及信任、承诺和尊重等要素。通过营造自主、支持、创新、合作和公正的管理环境，更好地激励知识型员工。

（二）个体劳动与群体劳动的结合

相较于工业化企业或其他经济组织，医院医务人员的工作是一种依靠个体和群体专业知识与经验对病患进行医治的特殊工种。从横向来看，门诊医生基于其专业知识、工作经验和职业操守为患者提供诊疗服务；从纵向来看，医生的诊疗服务必须依赖医院其他相关部门，如化验部门提供的资料。因此，这种医疗服务既是个体的又是群体的。由于医疗服务的特殊性，医务人员对患者提供服务的质量难以用标准化的衡量标准进行量化评估。医务人员工作的好坏和效率的高低，不仅依赖于他们的专业技能，还取决于他们的道德水平和职业道德。在这种情况下，医院需要一种独特的管理方式，不仅要依赖表面的规章制度和操作流程，还要有医院文化的支撑。医院文化是医院管理的重要组成部分，塑造积极的医院文化，可以激发医务人员的工作热情，增强他们的责任感和归属感。

（三）与对象直接面对面的服务

在医院这种组织中，医务人员与患者之间是一种主客体相互转换的关系，医院提供的服务与终端客户有着更直接的联系。具体可以从两个方面理解这一点。一方面，面对面的服务具有服务业的性质，要求医务人员，包括医生和护士，以患者的需要为工作中心，全心全意为患者服务。另一方面，医疗服务不同于一般的社会服务，它关注的是患者的生命健康，而生命是每个人最宝贵的东西。因此，医院的这种面对面的服务需要一线从业人员与患者及其家属进行全面深入的交流和沟通，以便更好地为患者提供服务。为了实现这一目标，医院从业人员的素质、能力和职业道德需要达到比其他行业从业人员更高的标准。这对医院的人力资源管理工作提出了新的课题和挑战。第一，医务人员需要具备高超的专业技能和知识，以确保他们能为患者提供高质量的医疗服务。第二，医务人员需要具备良好的沟通能力和同理心，能够与患者及其家属建立信任关系，理解他们的需求和担忧。第三，医院需要建立完善的培训和发展体系，不断提升医务人员的综合素质。职业道德的培养也是至关重要的，医务人员必须具备高度的责任感和使命感，始终把患者的利益放在首位。在我国经济社会整体处于转型发展的关键时期，社会保障体系建设正在全面展开的新情况下，医院面临的这些挑战和困难更加复杂，解决起来更加困难。人力资源管理人员需要认真细致地开展工作，也需要用创新性的思维和方法应对这些挑战。

第三节　医院人力资源管理的特点及发展方向

人力资源管理的核心在于实现组织的总体战略目标，通过现代科学方法进行人力资源的获取、使用、保持、开发、评价与激励等一系列活动。其目的是在尽可能低的人力资源成本下，实现经济效益最大化。医院人力资源管理是对人力资源进行有效开发、合理配置、充分利用和科学管理的各种制度、法规、程序和方法的集合。医院人力资源管理的目标是充分发挥医护人员的作用，以更高效地实现医院的发展指标。医院人力资源管理贯穿人力资源管理流程的每个环节，体现在医院的各个运营层面，是现代医院实现科学发展的关键保障。通过系统的人力资源管理，医院能够确保在医疗市场中保持竞争力，实现可持续发展。医院人力资源管理涉及多个方面。一是人才的获取，通过有效的招聘和选拔机制，吸引并留住优秀的医疗人才。二是人力资源的使用和保持，通过合理的岗位配置和激励机制，确保员工充分发挥其专业技能和潜力。三是人力资源的开发，通过持续的培训和教育，提高医护人员的专业水平和综合素质，增强其职业能力和竞争力。

除此之外，科学的评价体系和激励机制也是不可或缺的，它不仅能公正地评价员工的工作表现，还能激发员工的工作热情和创造力。医院还需要进行人力资源的规划和组织，通过科学合理的发展规划，确保人力资源管理能够与医院的战略目标相适应。

一、医院人力资源管理的特点

（一）战略性

现代医院人力资源管理与传统的人事管理有着根本区别，从传统人事管理向现代人力资源管理的转变具有重要的战略意义。

医院人力资源管理的战略性主要体现在四个方面。一是意识提升。与过去相比，医院决策者普遍认识到人力资源是医院发展的关键因素，逐渐将其置于更加优先和重要的位置。人力资源管理不再是可有可无的辅助功能，而是医院发展中的核心要素。二是地位提升。人力资源管理部门的话语权显著提升，从过去单一的执行层上升到参与医院整体发展的决策层。其不再是仅仅传达上级命令的部门，而是变成参与决策和制定战略的重要部门。三是管理提升。现代人力资源管理部门不仅关注常规和静态的管理，更将大量精力放在引进人才、借智发展、开发员工潜能等方面。重点转向动态管理，通过激发员工创造力和潜力推动医院整体发展。四是影响力提升。人力资源管理部门逐渐转变为医院的生产部门，对医院的经营产生直接和重大的影响。人力资源管理不仅是医院运营的一部分，更是衡量医院综合实力的重要指标，其工作成效直接影响医院的绩效和发展潜力。

现代医院人力资源管理已经从传统的事务性管理向战略性管理转变。医院管理层需要重视人力资源管理的战略地位，全面提升管理水平，通过引进高素质人才、激发员工潜能、提升员工满意度等措施，推动医院实现可持续发展。这样的人力资源管理模式，不仅能提高医院的运营效率，还能增强医院的竞争力和创新能力，使其在激烈的医疗市场中占据优势。

（二）创新性

随着市场经济的发展和信息技术的快速进步，医院的人力资源管理面临更高的要求。人力资源管理与开发是一个动态的系统，需要不断自我革新，以适应时代和市场的变化需求。创新性的人力资源管理已经成为医院技术和服务进步的关键保障。其创新性主要体现在三个方面。

1.管理政策创新

技术和服务的进步需要创新的支持，这离不开相应的政策保障。由于历史等因素的影响，医院在革新时常会遇到障碍。医院的人力资源管理部门需要不断解放思想，改变旧有观念，积极研究和制定符合市场需求及人力资源开发的新理念与新政策。这些创新政策将为医院提高整体医疗水平与增强社会服务能力创造一个宽松和健康的环境。通过不断优化和革新管理政策，医院能更好地适应时代变化，推动技术和服务的持续进步。

2.管理机制创新

在宽松的政策环境下，医院的各项创新还需要依赖高效的组织体系。当前，许多医院内部缺乏透明、科学和规范的人力资源管理机制，使创新难以获得持续的制度支持。为了促进长期有效的创新，医院需要迅速建立和完善科学合理的竞争机制、岗位责任制度、薪酬分配制度等。这些制度将为医院的各项创新提供持久的动力支持，确保医院在技术和服务上不断取得进步。通过优化管理机制，医院可以在组织内部形成良好的竞争环境，推动医院的整体发展。

3.管理手段创新

随着社会的进步和发展，医院传统的人事管理模式已无法适应新形势，需要加快信息化建设的步伐。利用现代信息技术手段，提高信息化水平，这是提升医院人力资源管理水平的关键。通过引入先进的信息管理系统，医院可以实现数据的高效处理和共享，优化人力资源管理流程，从而提高工作效率和管理效果。这种信息化管理手段不仅能增强医院的运营能力，还能为医院的发展提供强大的支持。只有不断创新管理手段，医院才能在医疗市场中保持竞争优势，为社会整体医疗服务水平的提升做出更大贡献。

（三）全方位性

现代医院的人力资源管理不仅包含传统的人事管理内容，还进一步扩展形成了全方位、多层次、宽领域的管理新格局。

1. 纵向方面

为了更有效地选拔和使用人才，人力资源部门的管理范围大幅拓展，主要包括以下三个方面。首先，管理延伸至聘用关系的两端，不再局限于聘用期间，而是对聘用关系发生前后的各个环节都进行了详细的规范和要求。其次，从显性管理延伸至隐性管理，不仅注重人才已显现的才能，还关注他们潜力的挖掘和发挥。最后，管理范围延伸到8小时之外，除了工作时间，医院还为员工业余时间提供多方面的支持和保障，帮助他们进行知识充电和能力提升。这些延伸及拓展措施确保了人力资源管理的全面性和深度，为医院选拔、培养和留住优秀人才创造了更好的环境。

2. 横向方面

横向管理拓展主要体现在以下两个方面。一方面，以人为本，注重服务管理的人性化。医护员工不仅是医院发展的基础，更是具有生命和情感的个体。人力资源管理应深入了解每个员工的内心世界，倾听他们的声音，关注他们的合理诉求，保障他们的合法权益。这种人性化管理可以增强员工对医院的认同感和归属感，激发他们的积极性、主动性和创造性，从而推动医院的发展。另一方面，人力资源管理应具有全局性，做到有教无类。要实行全员培训和全员开发，以发挥每个人的最大效能。不能只关注高层次人才和管理人员，而要重视每位普通医护人员的成长和发展。医院的发展不能依赖少数精英，每个员工都有成为优秀人才的潜力，医院应通过全面培训和持续开发，挖掘每个员工的潜能，激发他们的热情和活力。为了避免"马太效应"对医院发展的负面影响，医院必须关注所有员工的发展，而不仅仅是高层次人才。人才的成长是一个积累的过程，每个员工都可能在未来为医院做出重要贡献。因此，医院应注重全员培训，为所有员工提供公平的发展机会，帮助员工不断提升自身能力。这不仅能提高员工的整体素质和工作效率，还能增强团队的凝聚力和战斗力。

总体来说，横向管理的拓展要求医院在人力资源管理中注重人性化和全局性。通过深入了解员工需求，保障他们的权益，提供全面的培训和发展机会，从而激发每位员工的潜力，推动整体发展。

二、医院人力资源管理的发展趋势

医院人力资源管理的发展趋势如图 1-4 所示。

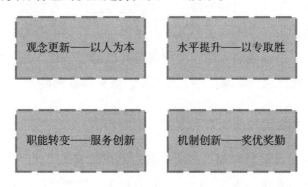

观念更新——以人为本

水平提升——以专取胜

职能转变——服务创新

机制创新——奖优奖勤

图 1-4 医院人力资源管理的发展趋势

（一）观念更新——以人为本

随着知识经济时代的到来，医院的人力资源管理面临更高的要求。人才已成为医院发展的核心，医院管理者必须牢固树立以人为本的理念，努力营造一个宽松且充满活力的工作和生活环境，让每个员工都能充分发挥才能，从而推动医院的长远发展。第一，医院管理者要认识到"人力资源是第一资源"，尊重知识和人才，这是做好人力资源管理工作的基本前提。尊重人才意味着在工作中给予他们更多的信任和支持，为他们提供良好的工作条件和发展机会，激励他们在专业领域不断进步。第二，医院管理者应树立"大人才"观念，不仅立足本院，更要放眼周边地区，广纳贤才。医院管理者要打破传统的用人观念，不拘一格地吸引各类人才到医院工作。通过广泛的招聘和灵活的人才引进政策，医院可以集聚各级各类优秀人才，为医院的发展注入新的活力。第三，医院管理者要有"开放用人"的观念，抛弃"非此即彼"的传统思维，不拘泥于传统的用人方式，不求所有，但求所用。医院管理者应创新用人方式和形式，灵活运用各种手段吸引和留住人才。例如，可以通过短期聘用、项目合作等方式，灵活用人，最大限度地发挥人才的作用。

以人为本的管理理念要求医院在实际工作中，做到以事业凝聚人才、以精神激励人才、以感情关心人才、以待遇留住人才。以事业凝聚人才，是通过为员工提供良好的职业发展平台和发展空间，让他们在实现个人价值的同时，推动医院的发展；以精神激励人才，是通过认可和奖励机制，激发员工的积极性和创造力；以感情关心人才，是通过人性化的管理，关心员工的生活和工作状态，增强他们对医院的归属感；以待遇留住人才，是通过有竞争力的薪酬和福利待遇，确保员工安心工作，长久留在医院。

（二）水平提升——以专取胜

现代医院人力资源管理人员应具备较高的管理水平和专业素质。例如，他们需要有能力客观评估员工的工作能力和人力资源效率，并能科学地设计薪酬体系。同时，组织管理能力必不可少。医院的人力资源管理部门要学会统筹兼顾，把握整体和重点，不仅要有效处理日常事务，还要深入研究医疗卫生事业的发展趋势，制定专业且科学的规划，以满足医院未来对人才的需求。医院人力资源管理者只有具备较强的专业素养，才能对医院的发展方向、现存问题以及解决办法有清晰的认识，进而为医院领导决策提供科学的参考，并为其他部门提供实质性的支持。人力资源管理者还需要不断提升自身的专业能力，关注行业动态，了解最新的管理理论和实践方法，以便在实际工作中灵活运用。此外，医院人力资源管理人员还应注重员工的职业发展规划，通过制订培训计划和职业发展路径，帮助员工不断提升专业技能和综合素质。通过科学的绩效评估和激励机制，激发员工的积极性和创造力，从而提升整体工作效率和服务质量。

（三）职能转变——服务创新

随着时代的发展，人力资源管理部门需要从传统的行政支持角色转变为经营管理的合作者。寻找、提供、留住和发展人才，成为人事管理的新核心职能。因此，人力资源管理部门的工作重心需要相应调整。对于传统的行政事务，可以通过简化流程或外包给专业机构优化管理，这样可以腾出更多精力用于调研、制定和实施科学有效的人力资源发展战略。这种职能转变旨在确保人力资源得到最优配置，最大限度地调动员工的积极性，充分挖掘各级各类人才的潜能，使人力资源战略成为医院长期发展的重要支撑和保障。医院人力资源管理是否实现了这一转变，可以从以下两个方面进行评估：一是医护员工对人力资源部门的满意度和认可度；二是医院整体服务水平、能力以及效益是否得到明显提升。通过这种职能转变，医院人力资源管理部门不再是单纯的管理日常事务部门，还是积极参与医院经营管理的关键伙伴。其工作重心从日常的行政管理转向战略性的人力资源规划，重点在于优化人才配置、提升员工积极性和创新能力，确保医院在竞争激烈的医疗行业中保持领先地位。此外，人力资源管理部门还应注重员工的发展和成长，制订全面的培训和职业发展计划，帮助员工提升专业技能和综合素质。通过科学的绩效考核和激励机制，激发员工的工作热情和创造力，提高医院的整体工作效率和服务质量。

（四）机制创新——奖优奖勤

合理的职称待遇和上升空间是吸引并留住人才的关键。为了实现这一目标，医院的人力资源管理部门必须不断推动管理创新。具体来说，医院需要建立现代医疗机构的人才选拔机制、透明高效的竞争机制、权责明确的岗位责任制以及切实有效的约束和激励机制。这些制度旨在打破传统的职位和级别决定价值的旧观念，建立起以能力和贡献为核心的新制度和新思维。

医院要坚持薪酬管理和绩效考核相平衡的原则，激发员工的工作积极性、主动性和创造性。通过科学合理的薪酬体系和公平公正的绩效评价，确保优秀人才获得应有的回报，促进他们在工作中不断进步。对于年轻员工，医院应在制度上为其提供明确的上升通道，激发他们在业务和科研方面的热情。通过提供培训和发展机会，鼓励年轻员工努力学习、认真工作，不断提升自身能力和素质。这样，医院不仅能拥有源源不断的后劲，还能确保在激烈的市场竞争中立于不败之地。医院的人力资源管理部门还应注重构建良好的工作环境和文化氛围，增强员工的归属感和认同感。通过定期的沟通和反馈，了解员工的需求和期望，及时调整和优化管理措施，确保每位员工都能在医院的发展中实现自身价值。

第二章　医院岗位管理

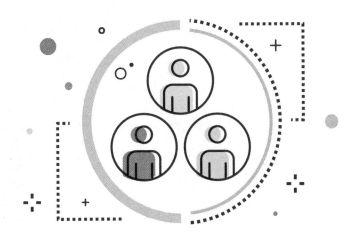

第一节　医院岗位管理的相关概念

一、岗位管理概述

（一）岗位管理的概念

岗位管理是企业在其发展战略、规模、性质和员工素质等多种因素影响下，通过对每个岗位进行分析和设计，以优化人员培训、考核和激励机制的过程。这一过程的核心在于，将合适的员工配置到合适的岗位上，并加强员工与岗位、员工与员工之间的有效配合，从而最大限度发挥人力资源的优势。通过科学的岗位管理，企业能提高工作效率，增强整体竞争力。岗位管理不仅关注个体岗位的优化，还注重整体协同效应，确保企业内部各环节高效运作，为企业的长期发展奠定坚实基础。

（二）岗位管理的主要内容

岗位管理涵盖了标准设定、定级评价、调整与管理以及落实与反馈四个主要方面，旨在通过系统的管理手段，优化人力资源配置，提升企业整体运作效率。[①] 下面笔者将从上述四个方面详细阐述岗位管理的内容。

首先，岗位管理的标准设定。每个企业都会根据自身的性质、发展战略等因素，制定适合本企业的岗位管理标准。这些标准通常包括员工潜能、经验、知识等方面的要求。这些标准不仅为员工提供了明确的工作目标和发展方向，也为企业的人力资源管理提供了依据。科学合理的岗位管理

---

① 张英.医院人力资源管理［M］.北京：清华大学出版社，2017：69.

标准，可以确保员工在岗位上充分发挥自己的潜能，提升工作效率和工作质量。

其次，岗位管理的定级评价（也称为"任职评价"）。企业需要对每个岗位的员工进行能力评估，这是检验员工实际能力是否符合岗位需求的过程。通过对员工岗位技能、素质等方面的评价，企业可以了解员工实际能力与岗位需求之间的差距。这一评价结果对员工的培训和晋升具有重要的指导意义。通过定级评价，企业可以识别员工的优势和不足，从而制订针对性的培训计划，帮助员工提升技能，满足岗位需求。

再次，岗位的调整与管理。根据任职评价的结果，企业领导层可以对岗位标准进行调整，并制定一系列岗位等级表、职能规划表等，以实现对员工岗位的整体调整和未来规划。岗位调整不仅是对员工个人能力和发展的认可，也体现了企业对人力资源的灵活管理和有效利用。通过科学的岗位调整，企业可以确保人力资源的合理配置，最大限度发挥员工的作用，推动企业的可持续发展。

最后，岗位管理的落实与反馈。企业根据员工的任职评价结果，对员工进行相应的岗位调整，决定员工的留用、晋升等事项。通过落实岗位管理措施，企业可以将评价结果转化为实际的管理行动，确保岗位管理的效果得到体现。同时，岗位管理的反馈机制至关重要。通过定期反馈，企业可以了解岗位管理措施的执行效果，及时调整管理策略，确保岗位管理的持续优化。

二、医院岗位管理基本流程与方法

为了促进员工的成长和发展，医院对员工进行岗位设计、分析和评价等管理工作，使每个员工清楚自己的职责，并为工作考核提供科学依据。

（一）岗位设计

岗位设计，即工作设计，是医院根据自身发展需求与员工需求，明确岗位职责的过程。其涵盖工作内容、工作条件、薪资报酬等方面，旨在同时满足员工和医院的发展需求。合理的岗位设计不仅能提高员工工作积极性，还能显著提升员工工作效率。以下是岗位设计的核心要素及实施步骤。

首先，岗位设置。岗位设置，是指为每个岗位赋予相应职能的过程，需要综合考虑管理学理论、行业特点和生产工艺流程等因素。科学的岗位设置能充分体现医院的经营理念和内部管理水平，同时反映出各部门员工的职业素质和专业技能。这一步的关键是确保岗位职责明确、分工合理，以便各岗位能有效协同，推动医院目标的实现。其次，岗位职责设计。这一环节主要根据员工在工作中需要承担的责任和压力进行设置。合理的岗位职责设计可以避免职责不明确导致的工作效率低下和员工抵触情绪。在实际操作中，明确的岗位职责有助于员工了解自己的工作重点和目标，从而更好地履行职责，提升工作积极性和主动性。最后，岗位工作方法设计。这一环节需要考虑领导对下级的要求、部门的工作模式以及员工自身的工作习惯等因素。岗位工作方法设计应注重多样性和灵活性，根据不同岗位的特点采取不同的工作方法，避免"一刀切"。多样化的工作方法不仅能提高工作效率，还能满足员工的个性化需求，提高其工作满意度。

在实际的岗位设计过程中，医院如何合理分配工作任务和职责，是一大挑战。科学的岗位设计不仅需要医院理论指导，还需要结合医院的实际情况和员工的需求，确保每个岗位的设置既符合医院的战略目标，又能激发员工的潜能。此外，岗位设计还需要考虑员工的职业发展。通过合理的岗位设计，医院可以为员工提供清晰的职业发展路径，使员工在工作中不断提升自己的技能，从而实现个人与医院的共同成长。

（二）岗位分析

岗位分析，是确保医院高效完成每项工作任务的前提，涵盖了对岗位所需专业技能、岗位职责等方面的全面分析。医院领导层通过对每个岗位收集的数据进行合理分析，可以对实际工作中的设备操作、任务分配、工作流程及考核标准等进行科学安排和规划。通过明确每个员工的工作任务和方法，进一步确定完成工作任务所需的专业技能和职业素质，岗位分析可以为医院运营提供坚实的基础。

在岗位分析过程中，建立关键岗位的岗位说明书是一个核心部分。关键岗位的标准包括对医院经营起到关键作用或重要辅助作用、具有不可替代性、较强专业性和岗位职责重大等。岗位说明书详细描述了岗位的基本情况、设置目的、主要职责以及任职条件。通过详细的岗位分析和岗位说明书的制定，医院可以更好地规划和管理各个岗位的职责与任务。这不仅能提高工作效率，还能增强员工的责任感，提高员工的工作积极性。科学合理的岗位分析能使医院优化人力资源配置，充分发挥每个岗位的潜力，从而提升整体运营水平。另外，岗位分析可以为员工的职业发展提供指导。通过明确的岗位职责和任职条件，员工可以清晰了解自己在当前岗位上的发展方向以及晋升到更高岗位需要具备的条件。这种透明度和明确性有助于激励员工不断提升技能，实现个人职业发展与医院发展的双赢。

（三）岗位评价

岗位评价，是医院确定职位薪酬的基础，职位薪酬反映了职位的价值。由于不同职位对医院的贡献各不相同，需要通过科学的评价体系对每个职位的价值进行合理评估。通过岗位评价，医院可以结合人力资源市场的薪资标准和自身的经营情况，制定每个岗位的等级和基础薪酬标准。

在进行岗位评价时，有几个关键问题需要注意。首先，设立标杆岗位是岗位评价的核心。成功设立标杆岗位需要医院高层的重视，并选取医院各部门的专家组进行评价。对于每个岗位的评价，必须保持一致性，以确保对岗位价值的科学判断。专家组的评价结果需要进行有效整合和统一，形成权威性的岗位评价结果。此外，岗位评价系统的设计和评价过程需要严格控制，确保评价结果的公正性和准确性。通过科学合理的岗位评价体系，医院能准确评估每个职位的价值，从而制定合理的薪酬标准，激励员工为医院的发展做出更大贡献。

第二节 医院岗位的评价管理

一、岗位评价的相关概念

（一）岗位评价的内涵与特点

岗位评价是通过系统比较和分析，判定具体岗位相对价值的过程。其目的是确定每个岗位在组织中的相对价值，从而合理确定岗位的工资水平或薪酬等级。不同学者对岗位评价有着不同的定义和理解，但都强调了其在薪酬管理和组织结构中的重要作用。

美国加里·德斯勒（Gary Dessler）在《管理学精要》中指出，岗位评价旨在判定具体岗位的相对价值。这个过程包括对岗位与其他岗位相对价值的正式、系统比较，最终确定该岗位的工资水平或薪酬等级。

有学者认为，将岗位评价定义为系统确定组织内岗位之间相对价值的过程，旨在为组织建立一个岗位结构。该过程综合考虑了工作内容、技能要求、对组织的贡献、组织文化和外部市场等因素。刘昕指出，岗位评价基于以下假设：首先，根据岗位对组织目标实现做出的贡献大小支付薪酬是合乎逻辑的；其次，基于岗位相对价值确定员工报酬，员工会感到公平；最后，通过维持基于岗位相对价值的岗位结构，组织能够更好地实现其目标。[1]

有学者认为，岗位评价是指以具体岗位为评价对象，通过对岗位责任大小、工作强度和所需任职资格条件的评价，确定岗位相对价值的过程。[2]

岗位评价的五个要素主要包括劳动责任、劳动技能、劳动强度、劳动环境和劳动心理。这些要素综合考虑了岗位对员工的要求和岗位在组织中的

① 刘昕. 从薪酬福利到工作体验：以 IBM 等知名企业的薪酬管理为例［J］. 中国人力资源开发，2005（6）：62-65，73.

② 陈庆. 岗位分析与岗位评价［M］. 北京：机械工业出版社，2011：195.

价值，确保评价过程的全面性和科学性。在实际操作中，岗位评价的实施需要严格遵循科学的评价体系。首先，要设立标杆岗位，这是岗位评价的核心。成功设立标杆岗位需要医院高层的重视，并选取医院各部门的专家组进行评价。其次，评价过程要保持一致性，确保评价结果的科学性和权威性。最后，专家组的评价结果需要进行有效整合和统一，形成最终的岗位评价结果。岗位评价系统的设计和评价过程需要严格控制，确保评价结果的公正性和准确性。

基于上述各种不同的定义，岗位评价的特点可以归纳为以下几个方面。

1. 对岗不对人

岗位评价的核心在于对医院中客观存在的岗位进行评估，而非针对具体的任职者。虽然岗位评价涉及员工，但其关注点在于岗位本身及其承担的工作任务。作为医院工作的组成部分，岗位的评价是基于岗位的职责和要求，而不是任职者的个人表现。在实践中，这一原则具体表现为两点。一是做同样工作的员工应领取统一的岗位工资，确保薪酬的公平性。二是岗位评价专注于岗位工作，与任职者的业绩无关。这种方法确保了岗位评价的客观性和公正性，强调岗位的重要性和统一标准。这种评价机制不仅有助于明确岗位职责，还有助于激励员工在各自岗位上发挥最大潜力，提高医院整体工作效率。

2. 相对价值

岗位评价关注的是岗位的相对价值，而非绝对价值。通过预先设定的衡量标准，岗位评价对各岗位的主要影响要素进行测定、评比和估价，从而得出各岗位的相对量值。这种方法为岗位间的比较奠定了基础。需要特别强调的是"相对"这一概念。医院的情况随着其发展而变化，岗位之间的相对价值也可能随之调整。因此，岗位评价应动态反映岗位在不同时期的相对重要性和价值，确保评价结果能适应医院的实际情况和发展需求。这种相对价值评价机制能更灵活地适应组织内部的变化，提高岗位管理的科学性和公正性。

3. 多项因素

岗位评价以多项综合因素作为依据，对各岗位进行对比分析，以判断其相对价值。这些因素包括工作内容、技能要求、岗位责任、工作强度、工作环境、所需任职资格以及对组织的贡献等。通过对这些因素的详细评估，岗位评价能准确地反映各岗位在不同方面的差异，从而对岗位的相对价值进行科学判断。这种综合分析方法确保了岗位评价的全面性和公正性，使企业能合理分配资源和制定薪酬标准，最大限度地发挥人力资源的效能。

4. 多种技术

岗位评价过程综合运用了人力资源管理、组织行为学、职业卫生、劳动心理、统计学和信息学等多领域的知识。为确保评价的准确和公正，医院采用了排列法、分类法、要素计点法、要素比较法、访谈法、专家咨询法、问卷调查法等多种技术和方法。通过对这些技术和方法的综合应用，岗位评价结果能全面而细致地评估每个岗位的价值，确保评价结果的公平性和公正性。这种多技术融合的评价体系，不仅提升了岗位评价的科学性，还为企业的人力资源管理提供了坚实的基础。

（二）岗位评价的原则

岗位评价的原则是整个过程中的行为规范与指导思想。为确保评价的准确性和公正性，必须遵循以下原则，如图 2-1 所示。

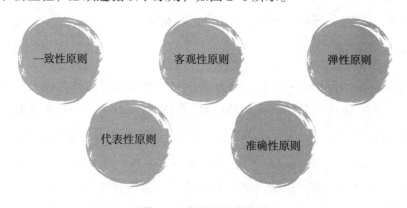

图 2-1　岗位评价的原则

1. 一致性原则

岗位评价应在人员和时间上保持一致，以确保结果不受无关因素的影响。评价的一致性意味着不同评价者对同一岗位的评价结果相似，或者同一评价者在不同时间对同一岗位的评价结果一致。这样可以确保评价的可靠性。实际上，一致性可以看作评价结果的方差问题，方差越小，一致性越高，结论就越可靠；反之，方差越大，一致性越低，结论就越不可靠。为了遵循这一原则，岗位评价过程需要严格控制变量，确保评价标准、方法和环境的一致。例如，在进行岗位评价时，所有评价者应使用相同的评价标准和方法，并在类似的环境和条件下进行评价。这样，可以最大限度地减少外部因素对评价结果的影响，确保不同评价者之间的评价结果具有较高的一致性。此外，在进行岗位评价时，还应定期进行一致性检验，通过统计分析评估不同评估者之间的评价结果是否一致。如果发现评价结果存在较大差异，则应及时调整评价方法和标准，以保持评价结果的一致性。

2. 客观性原则

在岗位评价过程中，必须确保评价者的利益与评价结果无关，避免任何政治因素或个人偏见的影响。只有这样，评价者才能保持客观态度，避免个人观点对评价结果产生负面影响。客观性原则要求评价过程独立于评价者的个人利益，确保评价结果的公正性和准确性，从而真正反映岗位的实际价值。通过严格遵守这一原则，医院能够获得更可靠的岗位评价结果，有助于公平合理地制定薪酬和晋升政策，提升组织整体效能。

3. 弹性原则

在医院的实际操作中，岗位评价并不是一劳永逸的工作。随着外部环境的变化，岗位评价需要进行相应的调整。因此，医院应设计修正机制，修正不准确或过时的评价。人力资源管理部门应定期检查并更新岗位评价结果，同时，员工应有权对其岗位的评价提出反馈和质疑。当员工对评价结果不满意时，他们可以向相关机构或个人表达意见。通过这样的弹性机制，确保岗位评价及时反映医院的实际情况和需求，保持其有效性和公正性。

4.代表性原则

在岗位评价过程中，必须确保评价委员会的代表性、被评价岗位及其评价要素的代表性，以及评价结果对工作价值的代表性。换句话说，就是要使评价结果最大限度地获取员工的支持和理解。为此，评价委员会应由不同部门和层级的代表组成，评价要素应全面涵盖岗位的各个方面，评价结果应准确反映岗位的实际价值。这种方式能确保岗位评价的公平性和透明度，使员工更容易接受和认同评价结果。

5.准确性原则

岗位评价的分数必须建立在准确的岗位信息基础上。这要求评价人员全面理解其评价的工作，保持端正态度，认真工作，并正确运用科学的评价方法。只有这样，才能确保岗位评价的分数准确，反映岗位的真实价值。这种严谨的评价过程能提高评价结果的可信度和公正性，有助于医院制定合理的薪酬和晋升制度。

二、岗位评价的作用

岗位评价在组织中扮演了多个重要角色，对于员工管理和组织发展具有广泛的影响。其主要作用包括以下几个，如图 2-2 所示。

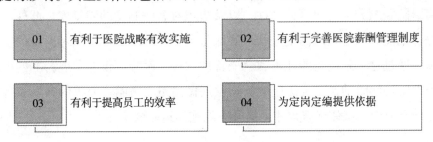

| 01 | 有利于医院战略有效实施 | 02 | 有利于完善医院薪酬管理制度 |
| 03 | 有利于提高员工的效率 | 04 | 为定岗定编提供依据 |

图 2-2　岗位评价的作用

（一）有利于医院战略有效实施

医院的战略发展需要通过岗位评价方案的确定实现，这一方案必须基于对医院发展战略及其核心竞争力的深入理解。通过提炼医院认同的评价要素，岗位评价方案能有效支撑医院的战略目标。在岗位评价过程中，员工对岗位职责和权责有了更清晰的认识，医院与员工之间建立了明确的心理契约。这样，医院的战略意图能通过岗位评价有效传递，强化员工的责任感和使命感，从而推动医院战略的有效实施。通过这一系统化的评价过程，医院不仅能确保岗位设置与战略要求一致，还能提升整体运营效率，助力医院长远发展。

（二）有利于完善医院薪酬管理制度

岗位评价作为科学的薪酬管理工具，在医院人力资源管理中起着关键作用，尤其是在解决薪酬内部公平性问题上。通过岗位评价，医院能够实现薪酬与岗位贡献的真正挂钩。为此，医院可以在健全和完善岗位说明书的基础上，组织医院领导和员工代表参与岗位价值评价。根据评价结果确定岗位等级及其对应的系数，使员工清晰了解自身薪酬发展的方向，从而增强薪酬制度的长期激励效果。医院薪酬管理应突出杠杆作用，坚持按岗定薪和岗位变动时相应调整薪酬的原则，使员工的薪酬与其岗位价值、责任和工作绩效紧密挂钩。适当拉开收入差距，可以使薪酬分配向核心、关键人才和高风险、高贡献岗位倾斜，真正实现按劳分配和按生产要素分配相结合。这样，可以提高医院薪酬分配的内部公平性，以及员工对薪酬制度的满意度。此外，岗位评价能使收入与贡献高度关联，确保每个员工的薪酬反映其对医院的实际贡献。通过这一系统化的评价和薪酬管理过程，医院不仅能实现薪酬的内部公平性，还能激励员工为医院的长远发展做出更大贡献。完善的薪酬管理制度有助于吸引和留住优秀人才，提升医院整体运营效率和竞争力。

（三）有利于提高员工的效率

岗位评价可以帮助员工明确各岗位的类别、系统和等级，确保工作性质、职责和所需资格条件相似的岗位归于同一等级。这种统一的标准有助于医院在招聘、考核、晋升和奖惩等管理方面保持一致。在培训和开发方面，岗位评价可以作为规划员工培训的依据，帮助员工明确职业生涯发展方向；岗位评价也可以作为员工绩效考核的参考。通过明确的岗位评价，员工能清楚了解自己的职业发展和晋升路径，有助于员工理解医院的价值标准，激励员工提高效率。

岗位评价不仅有助于医院在各项人力资源管理活动中保持统一标准，还能引导员工明确职业发展方向，激励员工提高工作效率。通过科学的岗位评价，医院能够优化人力资源配置，提升整体运营效率，促进员工与医院共同发展。

（四）为定岗定编提供依据

岗位评价为医院设定各岗位的劳动定员定额水平、合理核定工时或定量定额提供了客观依据。通过岗位分析和评价，医院可以建立一个有序的岗位体系，使每个岗位在体系中都有相应的位置。这一过程有助于确定医院的岗位数量、任职人数及其构成。岗位评价准确揭示了每个职位的工作性质、特征、责任大小、技术难易程度及任职资格等，为定岗定编提供了依据。这不仅有助于员工明确岗位职责，还为人员管理提供了标准，确保医院能科学合理地配置人力资源，优化运营效率。

三、岗位评价方法

岗位评价方法通常分为四种：排序法、分类法、要素计点法和要素比较法，如图 2-3 所示。排序法和分类法属于非分析类和定性的评价方法，主要用于岗位之间的比较，不深入考虑具体的岗位特征。这些方法侧重于对岗位进行整体的主观评价，适用于简单和快速的评估场景。要素计点法和要素比较法属于分析类和定性的评价方法。这些方法侧重于对岗位特征的详细分析，明确列出岗位评价的各个项目及其等级定义，通过评分确定每个岗位的相对价值。这些定量研究方法提供了更精确和更详细的岗位评价结果，有助于医院在薪酬和资源分配等方面做出更加科学合理的决策。[①] 分析类方法虽然复杂，但是通过精确的数据和细致的评估，为岗位评价奠定了坚实的基础。

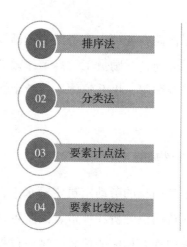

图 2-3　岗位评价方法

（一）排序法

排序法是最简单的岗位评价方法，评价人员依据个人经验和工作描述，根据岗位的相对价值或其对医院的贡献，将岗位从高到低进行排列。排序法可以分为三种类型：直接排序法、交替排序法和配对比较排序法。直接排序法是对所有岗位进行整体排序，交替排序法是从最高岗位和最低岗位开始逐步排序，配对比较排序法是将岗位两两对比后进行排序。

排序法的具体实施程序分为以下五个步骤。

1. 获取与岗位有关的信息

通过岗位分析，医院和员工可以清晰地描述岗位的各个方面，包括岗位的目的、职责、权限、工作关系及其在组织中的位置等信息。同时，医院

---

① 李旭穗，倪春丽．人力资源开发与管理项目化教程［M］．广州：华南理工大学出版社，2018：261.

还需要对岗位所需的任职资格进行详细分类，明确该职位所需的人才教育水平、工作经验、专业知识及技能掌握的广度和深度等。这些信息为岗位排序提供了客观基础，使排序能够更加准确和公正。在进行岗位评价时，全面了解这些信息，有助于确保评价结果的可靠性和一致性。

2. 建立评价团队

医院需要组建一个由管理部门和员工认可的评价小组。这一小组应包括管理部门推荐的成员和员工代表，以确保团队的代表性和公正性。所有成员必须接受有关测评方法的培训，以确保他们理解评价过程并消除个人偏见。这种培训有助于成员掌握科学的评价方法，提高评价的准确性和一致性。员工代表的参与确保了评价结果的透明度和信任度，有助于提高员工对评价结果的认同感。评价人员还应对各岗位工作有所了解，以便能准确评估岗位的实际职责和价值。此外，评价小组应定期更新其知识和技能，适应岗位需求和工作环境的变化。这种多层次的准备与培训确保了岗位评价的公正性和科学性，使医院能更好地管理和优化人力资源配置。通过建立一个高素质的评价团队，医院可以确保岗位评价过程的客观性和权威性，为后续的人力资源决策奠定坚实基础。

3. 制定测评标准

制定岗位评价标准的关键在于评价人员的客观性。评价人员通常是某个岗位的任职者，他们需要特别注意克服因本位主义引起的偏见，以确保对所有岗位的评价都持公正态度。为此，评价团队应选择合适的评价项目，并且设定一套相应的评价程序。这些评价项目可能包括但不限于工作的复杂性、责任大小等因素。通过这样的流程，确保评价过程的连贯性和标准化，从而提升评价结果的可靠性和公平性。

4. 进行岗位分级

在医院的岗位分级过程中，采用多种方法可以有效区分不同岗位的等级。这些方法包括卡片法、纸板法、配对比较排列法和轮流排序法。卡片法和纸板法便于将岗位特征进行可视化处理；配对比较排列法和轮流排序法帮助医院在多个岗位之间直接进行比较，确保每个岗位被公正地评估和分类。这种系统的分级方法不仅增强了岗位管理的透明度，还为薪酬结构和职业发展规划的制定提供了坚实基础。

5.形成岗位序列

岗位评价的目标是建立一个全面的岗位等级序列，以反映不同岗位间的层次和优先级。在这个过程中，排序法允许一组评价人员独立评估各个岗位，从而确保评价的广泛性和多样性。为了形成最终的岗位等级顺序，各个评价人员的评价结果需要汇总并综合。通过比较这些综合评分，医院可以确定各岗位的相应等级，确保岗位序列的准确性和公正性。这一系统的评价过程不仅提高了评价的客观性，还帮助医院更好地管理人力资源，促进薪酬的合理分配。

排序法是一种较为简单的岗位评价方法，通常可以为评价人员提供直观的结果。然而，它的主观性较强，容易产生误差，因此，更适用于规模较小的组织，或在岗位数量不多且评价者对岗位了解较少的情况下使用。

（二）分类法

分类法，也被称为"等级描述法"或"归类法"，基于岗位分析确定不同等级的数量和结构。此方法根据岗位的性质、特征、复杂性、责任大小以及所需资格条件等因素，对每个等级进行详细描述，并且根据这些描述将各个岗位归类到适当的等级中。分类法的关键在于清晰定义每个等级，确保各等级之间有明显的区分，从而简化岗位归类过程。在实践中，常用的方法包括自主时间段法、决策法和卡片法，这些方法帮助确保分类的准确性和效率。

分类法的具体实施流程如下。

1.收集岗位资料

为了有效进行岗位等级的划分，医院需要详尽地收集每个岗位的相关资料，包括为每个岗位准备详细的工作任务和责任说明。当评价的具体项目被确定时，相应的岗位描述材料也必须提前准备完毕。这一步骤可以确保评价人员在进行岗位评价时，所有必需的信息都可用，从而支持准确和公正的岗位分类。这种系统的准备与资料收集，为后续的岗位评价和等级划分提供了坚实的基础。

2. 划分岗位等级

在收集了必要的岗位概要和相关资料后，医院需要将各个岗位划分为不同的职业群。职业群可以根据岗位的性质和职责进行初步分类，如专业技术岗位、管理岗位和工勤技能岗位等。在此基础上，医院首先要对每个职业群进一步进行细分，形成岗位系列；其次根据每个岗位系列内部具体的工作职责、复杂性和其他要求进行等级划分。这一过程的核心是确保每个岗位根据其具体特点和工作内容被准确分类，从而为后续的薪酬管理和岗位评价提供科学依据。通过这种系统化的划分方法，医院可以更好地管理各类岗位，确保岗位评价的公平性和准确性，促进人力资源的有效配置和员工的职业发展。这种详细的岗位等级划分有助于医院建立一个透明、公正和高效的岗位管理体系，使各个岗位的职责和价值清晰明确，有助于提升医院整体的管理水平和运营效率。

3. 编写岗位等级说明

为每个岗位等级编写简要说明是必不可少的，可以为决定将某个岗位归入特定等级的行为提供指导标准。这些说明应包括工作的任务、类型和特点。岗位等级的数量需要涵盖所有已确定的职业群，并且依赖工作任务的范围和种类，以及机构内部的薪酬和晋升政策。在编写岗位等级说明时，需要与工会或员工代表进行定期磋商，以确保公平和透明。通常，设置 7～14 个等级可以满足大多数岗位的需求。当然，不同的职业群可能需要不同数量的等级。通过编写详细的岗位等级说明，医院可以更好地进行岗位管理，确保每个岗位的职责和价值被准确认定及评估。这不仅有助于规范岗位设置，还为薪酬管理和职业发展提供了明确依据。

4. 岗位归类

一旦确定了岗位等级数目并准备好了等级说明，医院就要将所有岗位正确归入相应的等级。这一过程涉及将各个岗位的概要与相应的等级说明进行对比，以决定每个特定岗位最适合归入哪个等级。通常情况下，这种归类工作由专门的委员会监督，以确保过程的公正性和准确性。在某些情况下，人力资源管理部门的岗位分析专家负责将岗位初步归入等级，而复杂的案例或出现公平性争议的情况则由专门的委员会处理。

分类法具有操作简便、整体感强和灵活性强的优点，但其在确定具体岗位的等级时可能面临一定的挑战，因为其评价结果较为主观。通过这一系统的归类方法，组织不仅可以确保各个岗位得到适当的管理和评估，还可以优化人力资源的配置和发展策略，提高管理效率和员工满意度。

（三）要素计点法

要素计点法，也称"要素评分法"，是一种较为复杂的岗位评价方法，通过量化方式精确评估岗位的价值。这种方法的主要优势在于评价标准的明确性、评价指标的客观性、过程的易理解性及较强的适应性。实施要素计点法涉及确定需要用于评价的关键要素，通常包括工作责任、所需技能、工作环境等。在选择了相关评价要素后，是对每个要素进行详细的等级划分和解释，并且为每个要素的不同等级分配相应的点值。此外，每个评价要素还要被赋予一定的权重，以反映其在岗位评价中的重要性。完成这些步骤后，岗位评价者将对每个岗位在各个评价要素上获得的点值进行汇总，以得出该岗位的总点值。根据得到的总点值，所有岗位将被进行排序和定级。这种评分结果使医院能够对岗位进行科学的排序，并据此划分薪酬等级，明确每个岗位的薪酬级别。

要素计点法的具体应用步骤如下。

1. 确定评价范围

在进行岗位评价时，确定评价的范围至关重要，通常涉及医院的短期和长期成本考量。对于特定的岗位群体，如整个医院、某个科室或特定的管理层，制定一个针对性的评价方案相对简单且容易实施。然而，从长远角度考虑，为医院所有岗位制定一个全面的评价方案更有效。这是因为，单一部门的评价方法可能不适用其他部门，进而使整个评价系统需要不断调整，以适应不同部门的特点。从整个医院的角度出发，设计统一的评价方案虽然在初期可能成本较高，但从长期来看，这种方法可以减少重复调整的成本，提高评价系统的效率和适用性，不仅有助于保持评价标准的一致性，还能确保各部门间的公平性，从而促进整个医院的和谐运作，提高员工的整体满意度。

2. 选取评价要素

在实施岗位评价时，选取合适的评价要素至关重要。评价要素是构成评价方案的核心指标，通常数量应控制在 5 ～ 25 个。当前，已有研究已经为医院提供了多种评价要素的选取方案，这些成果可以为评价标准的制定提供参考。评价委员会要根据具体情况挑选最合适的要素。评价要素的选取必须遵循几个基本原则。首先，所选要素需要明确区分不同岗位间的价值差异。其次，每个要素都应当具有实际价值，并且与所有岗位相关。再次，选取的评价要素在意义上应避免重叠，以确保每个要素都能提供独特的评价视角。最后，所选要素应同时满足医院和员工的需求，确保评价结果的公正性和适用性。

3. 界定要素等级及其定义

在岗位评价过程中，每个评价要素代表了岗位价值的一个具体方面。为了确保所有评价人员在使用标准时的一致性，对每个要素的定义必须是明确和详尽的。这包括为每个要素设定一个明确的标题和对该标题下的词汇或短语进行详细的正式说明。此外，为了便于评价人员在进行岗位评价时清楚地识别岗位之间的差异，每个要素都需要进行等级化处理，并且各等级应具有明显的区分。这些等级必须被准确定义，以确保所有评价人员在打分时保持一致。定义时应尽量避免含糊和主观性，以提高评价的客观性和实用性。等级的数量也应尽可能地控制，过多的等级可能会导致评价过程复杂化，不利于评价人员快速有效地做出判断。通过严格定义的等级系统，医院可以更准确地衡量和比较各个岗位的贡献与价值，从而支持更公正和科学的人力资源决策。

4.确定评价要素权重

在岗位评价过程中，为每个评价要素设定权重是至关重要的一步，因为这些权重反映了各要素在整体评价中的相对重要性和在岗位评价结果中的贡献度。每个要素的权重大小直接影响到评价的最终结果，并且体现了组织对于不同岗位特征重要性的基本立场。权重的分配不仅与组织所属行业的特性、所依赖的技术以及市场环境相关，还深受组织的战略方向、文化和价值观影响。通常，组织会采用经验法或统计法确定各评价要素的权重。这些方法可以确保权重设置的科学性和适应性。

确定了各要素的权重之后，可以进一步计算岗位评价体系的总分及各要素的具体分数。采用算术或几何方法可以确定每个要素在不同等级上的具体点值。这样的计算不仅确保了评价过程的透明度和可追溯性，也使整个岗位评价体系更加精细和合理。通过这种方法，医院能确保评价体系既反映具体岗位的实际需求，也符合医院的长远发展目标。

5.建立岗位评价模型

为了确保岗位评价的可信度和系统性，建立一个规范化的岗位评价模型至关重要。这一模型应全面包括评价要素及其详细定义、各等级的标准，以及要素权重的分数等关键组成部分。此外，为提高评价的准确性，模型中还应整合必要的补充信息，如岗位分析资料、相关部门描述、管理者情况以及员工的工作背景等。这种综合性的岗位评价模型不仅能帮助评价人员进行更准确的评价，还能为管理层提供决策支持，确保每个岗位的评价都基于充分的信息和明确的评价准则。通过这种方法，医院能有效地连接各个岗位及其战略目标，进而优化人力资源管理和发展策略。

6.评价岗位等级

一旦岗位评价模型建立完成，就可以启动岗位评价过程。在此阶段，评价人员需要对每个岗位在各个评价要素上的表现进行评分，确定它们在各要素等级标准中的具体位置。这一步骤涉及对每个评价要素的详细分析和点数赋值，根据岗位实际情况和要素定义进行评分。评价人员要将每个岗位的所有评价要素得分进行汇总，以计算出该岗位的总评价分数。总评价分数反映了岗位在医院的综合价值和重要性，是决定岗位等级和相关薪酬策略的关键依据。通过这种方法，医院可以确保每个岗位的评价是公正和透明的，同时优化岗位人力资源配置和激励机制。

7. 确定岗位等级结构

在完成所有岗位的评分后，需要根据得到的评价分值对岗位进行排序。在排序基础上，医院可以采用等差方法对岗位进行等级划分，从而制定一个结构化的岗位等级表。这种等级划分有助于明确各个岗位在医院的相对位置和重要性，也为薪酬管理提供了依据。

作为一种岗位评价方法，要素计点法因评价标准明确、指标客观、过程易理解以及具有高度适应性受到认可。这种方法通过详细评估和点数分配，能精确地反映岗位的复杂性。然而，实施要素计点法面临着一些挑战。这种方法往往涉及复杂的评估系统，需要投入大量的时间和资源进行准确评价，在一定程度上增加了医院的运营成本。此外，由于缺乏明确的评价要素原则，结果解释和员工沟通可能变得更困难，特别是在涉及具体评价细节时。尽管如此，要素计点法在医院中尤其适用，其能有效地区分和评价不同岗位的贡献，帮助医院精细管理其人力资源。

（四）要素比较法

要素比较法是一种进阶的岗位评价方法，在一定程度上改进了传统的岗位排序法。与岗位排序法相比，要素比较法的主要区别在于，它不是从一个整体的角度对岗位进行评估和排序，而是涉及多个评价要素，并且对每个要素分别进行排序。通过这种方式，每个岗位在不同维度的表现都被单独评估和比较，从而为医院提供了一个更细致和多角度的岗位评价视图。这种分别处理各要素的方法提高了评价的准确性，使最终的岗位排序更加全面和有针对性，能详细反映各岗位在多个关键领域的相对表现和重要性。

要素比较法的基本实施步骤如下。

1. 获取岗位信息，确定评价要素

在实施要素比较法之前，评价人员需要进行彻底的岗位分析，确保对每个岗位的信息有全面了解。评价人员需要精心选择用于比较岗位的关键评价要素。通常，3～5个核心要素足以构建一个全面的评价框架。这些评价要素通常包括但不限于脑力要求、所需技能、职责范围以及工作环境等方面。通过明确这些要素，评价者可以更系统地对各岗位进行比较，确保评价过程既全面又具有针对性，为进一步的岗位评价和管理决策提供坚实基础。

2. 确定关键岗位

在采用要素比较法进行岗位评价时，确定关键岗位是整个方法的核心。关键岗位应具备以下特征：工作内容广为人知，得到相关当事人的广泛认可，并且在相当一段时间保持稳定性。此外，这些岗位应涵盖评价体系所需考虑的所有方面，并且其薪酬水平应得到组织管理层及员工的普遍接受，同时，这些岗位的价值和薪酬需要得到行业与社会劳动市场的认可。通常，确定15～25个关键岗位可以有效地覆盖组织内部的主要职能和角色，确保评价的全面性和有效性。关键岗位的确定不仅关乎评价的准确度，还直接影响医院内部的薪酬策略和员工的职业发展路径。通过对这些关键岗位的详细分析，医院可以确保评价过程的公正性以及与实际应用的相关性，为制定更加科学和合理的人力资源管理决策提供坚实的基础。

3. 重要岗位等级化

重要岗位等级化是一个详细而精密的过程，每个关键岗位都需要对各个评价要素进行单独评级。这一任务通常由专门的委员会负责，该委员会由具体从事相关工作的人员组成，能确保评价的真实性和专业性。在评价过程中，各个评价要素之间的差异通常需要委员会成员通过集体讨论达成共识，旨在确保评价结果的一致性和客观性。这种方法不仅提高了评价的准确性，也促进了团队成员之间的沟通和理解，帮助集体形成对岗位价值和重要性的统一看法，从而为后续的薪酬管理和晋升决策提供依据。

4. 支付率分配

在岗位评价过程中，为各评价要素等级确定合适的支付率是一个关键步骤。这一任务由专门的委员会负责执行，方法是基于每个评价要素对关键岗位的重要性设定相应的支付额。委员会成员需要评估每个要素在特定岗位中的影响力和贡献度，并据此分配支付率。支付率的设定旨在确保薪酬结构公正合理，反映不同工作要素的价值和重要性。通过这种方法，组织能确保各要素的薪酬反映其对岗位贡献的真实情况，从而维持内部的薪酬公平性。

5. 确定关键岗位的支付额

在使用要素比较法进行岗位评价时，核心任务包括评价各要素以及确定与之相应的薪酬。该方法的有效实施依赖准确评估每个要素的重要性，并据此分配合理的报酬。当出现对某个关键岗位的等级划分意见不统一的情况时，委员会需要介入重新评定其等级。如果调整一两个等级后仍无法达成共识，那么该岗位可能需要从关键岗位列表中剔除。这种做法确保了评价系统的公正性和一致性，帮助确保所有关键岗位的评价和薪酬设置都是基于广泛认可的标准，从而维护医院的薪酬公平与透明度。

6. 要素比较表格的制作

在要素比较法中，制作岗位比较表格是一项关键步骤，允许各岗位根据与关键岗位的对比情况确定自身的等级。该表格将展示每个岗位与关键岗位在各个评价要素上的相对位置，进而决定各岗位的薪酬水平。具体来说，每个岗位的薪资是通过将分配给该岗位的各评价要素价值相加计算的。关键岗位每个要素的薪资额，由委员会通过详细讨论确定，以确保薪酬的公正和适当性。这种方法不仅确保了薪酬分配的透明度，还提高了整个评价过程的精确度和可信度，使其成为评价和薪酬决策中不可或缺的工具。

要素比较法以广泛的适用性和良好的组织适应性受到人们的广泛认可。这种方法适用于那些组织结构和劳动市场相对稳定的环境，尤其适用于常规性岗位。然而，要素比较法的可信度并非一直有保证，有时其结果可能与实际情况有所偏离。这主要是由评价过程中可能存在的主观判断以及在实际操作中对不同要素重要性的不同理解导致的。要素比较法有助于医院更好地优化人力资源管理，提高整体工作效率。

第三章　医院人才招聘及人才激励管理

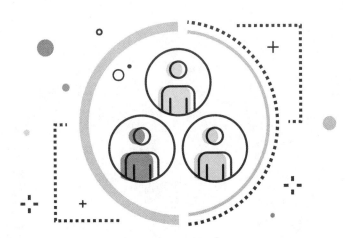

第一节 医院人才招聘管理系统的优化

一、招聘管理系统的优化设计

招聘管理系统主要由三个核心部分组成：招聘信息管理平台、招聘考核管理平台以及招聘考核评估平台，如图 3-1 所示。这三部分共同构建了整个系统的框架，确保了招聘过程的全面性和系统性。

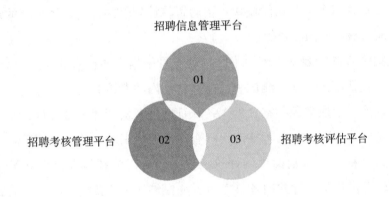

图 3-1 招聘管理系统的重要组成部分

（一）招聘信息管理平台

招聘信息管理平台的设计，旨在提升招聘流程效率和提高招聘流程透明度，分为用户管理和单位管理两大核心部分。此平台为应聘者和招聘单位提供了一系列功能，以确保整个招聘过程顺畅进行。

在用户管理方面，平台包括账号管理、简历管理以及招聘进度查询功能和准考证打印功能。账号管理和简历管理为应聘者提供了基础的个人信息及职业背景提交通道。招聘进度查询功能允许应聘者随时登录系统查看其申请的当前状态，准考证打印功能方便了通过简历筛选的应聘者获取必要的考试入场证明。单位管理模块专注于招聘单位的需求，包括招聘信息发布、岗位信息管理和招聘考核通知等功能。通过招聘信息发布功能，招聘专员可以公布最新的职位空缺；通过岗位信息管理功能，招聘专员能够对收到的简历进行有效筛选和状态更新。此外，岗位信息管理还支持以短信或邮件的形式对通过初选的应聘者发送考核通知，确保他们及时收到参加考核的相关信息。未通过筛选的简历则被保留在人才库中，以备填补未来可能的职位空缺。

（二）招聘考核管理平台

招聘考核管理平台是支持用人科室高效、准确地执行招聘考核任务的关键工具，包含三个主要功能模块：招聘考核计划的制订、招聘考核的评价系统、招聘考核成绩的综合管理。

在招聘考核计划制订模块中，招聘专员根据不同科室的实际招聘需求，综合安排包括面试、理论测试和技能评估在内的考核时间表。这些计划经由电子邮件或短信通知各科室负责人，并且通过考核管理平台进行查阅和时间确认，确保所有参与方对考核流程都有清晰的认识和准备。在招聘考核评价模块中，系统不仅包括面试的评价机制，还专门为技能考核设立了评分单元。招聘专员负责设计并向各科室负责人提供详细的技能考核评分表，科室负责人则根据这些标准自行组织实施技能考核。招聘考核成绩的综合管理功能涵盖考评分数的汇总和计算，支持从理论和技能考核中导入的 Excel 格式数据自动进行分数匹配、汇总、计算以及排名。这一系统化的数据处理大大提升了考核结果的处理速度和准确性，同时通过可导出的 Excel 表格形式，使考核结果更加直观。

（三）招聘考核评估平台

招聘考核评估平台的核心目的是通过深入分析招聘数据支持医院的招聘

决策过程。该平台具备两大功能模块——报表分析和招聘效果评估，旨在提升招聘活动的效率和成本效益。

在报表分析模块中，招聘专员可以根据需求灵活定制各类分析报表。这些分析报表利用量化指标分析应聘者的数据，例如，应聘者总数、初试人数、复试人数及最终录用人数等。此外，这些分析报表还包括效率相关的指标，如招聘周期、初试和复试的通过率以及成本指标（如有效招聘成本和人均招聘成本）。这些分析报表可以即时生成，并用于后续的招聘效果评估。招聘效果评估模块通过这些分析报表中的数据，进行细致的横向和纵向比较分析。通过这一分析，招聘专员能够总结和比较同一年度不同岗位的招聘效果以及不同年度同一岗位的招聘表现，从而评估招聘活动的整体有效性。通过招聘考核评估平台，医院能明确识别招聘过程中各个环节的潜在问题和不足之处。这种评估不仅有助于医院及时调整和优化招聘策略，也为医院提供了持续改进招聘质量和提高招聘效率的机会，最终使医院实现更加科学和系统化的人才招聘及管理。这种策略性的招聘分析确保了医院在人力资源管理上能适应不断变化的医疗行业需求，同时保持竞争力和吸引力。

二、招聘流程再造与优化

（一）工作分析的实施方法

工作分析是一种关键的人力资源工具，涉及对组织中特定职位的详细评估。这个过程包括搜集和分析职位的关键信息，如职责、上下级关系、工作环境以及所需的资格条件。这样做可以帮助组织清晰定义职位的具体要求，并识别完成工作所需的具体行为和条件。在实际操作中，医院可以根据职位的实际内容、所需技能和预期的综合素质进行细致的工作分析。通过这种方法，医院可以为每个职位制定详尽的岗位说明书。这不仅帮助医院在招聘过程中准确匹配候选人，也确保员工清楚自己的职责，从而提高员工工作效率和满意度。

（二）精细化招聘计划的制订

制订一个清晰、详细的招聘计划对于提高医院招聘工作的效果至关重要。一个有效的招聘计划可以为整个招聘活动提供清晰的指导，确保招聘活动顺利进行。这一计划应涵盖招聘的人数、利用的招聘渠道、具体的招聘时间表、考核的方案、招聘专家组成员的配置、预算的安排及招聘活动的宣传策略等关键元素。招聘计划的制订需要以医院的长远人才发展战略为基础，同时考虑各科室当前及未来的人力需求，以确保招聘活动与医院的总体目标和需求相匹配。这种方法不仅能帮助医院吸引和选拔合适的人才，也能确保资源的有效分配和使用，使招聘过程更加高效和目标明确。

（三）成立招聘专家组

为确保医院招聘过程的公正性和透明性，成立一个由多方面专家组成的专家组至关重要。专家组应包括医院高层领导、医院内部专家评委以及各相关科室的专家评委，以此结构消除任何单一领导者过度控制决策的可能性，并促进对所有候选人的公正评估。

在具体操作中，面试的专家成员应从相关学科的核心团队中随机选取，以减少个人关系对招聘决策的影响。这种随机抽取方法有助于保证评审过程的独立性和客观性，从而确保所有应聘者都能在平等的基础上被评估。此外，这样的组织结构也有利于进行横向比较，评估候选人的综合能力和适合度，确保招聘的最终结果既公平又符合医院的高标准。

（四）信息发布与接收

为确保医院招聘活动的广泛覆盖和高效管理，医院在发布招聘信息时，需要综合多种媒介。医院的官方网站是发布招聘通知的基础平台，能保证信息的权威性和正式性。同时，医院应借助其他拥有高知名度和广泛影响力的专业招聘网站扩大信息的覆盖范围，吸引更广泛的潜在应聘者。除此之外，利用如微信、微博等社交媒体平台发布招聘信息，可以更直接地触达年轻的职场人士和高技能专业人才。这些平台的实时互动性和高用户活跃度能有效提高招聘信息的曝光率，并促进信息的快速传播。

在招聘信息发布后，就进入了简历的接收和筛选阶段，医院可以利用先进的招聘管理系统处理应聘者的简历。这样的系统不仅能自动收集和整理收到的简历，还能根据预设的筛选标准对候选人进行初步筛选，大幅提高招聘流程的效率和精准度。通过系统化的管理，医院能节省宝贵的人力资源，同时确保从大量应聘者中快速筛选出合适的候选人，为后续的面试和评估工作奠定坚实基础。

（五）招聘考核

在医院招聘流程中，考核环节的设计对于挑选合适人才至关重要。此过程分为笔试、面试和实操考核三个主要环节，每个环节都针对不同的能力和技能对候选人进行评估。

为了进一步提升招聘的科学性和有效性，医院可以引入心理测评作为笔试前的额外环节。心理测评作为一种先进的评估工具，能通过能力测试、人格测试和兴趣测试等手段，量化应聘者的心理特征。这种测试不仅有助于了解应聘者的个性和职业兴趣，还为评估其能否胜任特定岗位提供了重要依据。笔试部分的内容和质量是决定其有效性的关键因素。因此，笔试题目由各科室的专家负责编写。此外，医院还需要定期更新笔试题库，确保题目涵盖最新的学科理论和技术。面试环节可以根据不同职位的特点选择合适的面试形式。结构化面试、混合式面试和非结构化面试各有优势，适当的面试形式可以更全面地评估应聘者的能力。例如，对于医疗专业人员，如医生和护士，采用半结构化的面试方式可以同时评估应聘者的基本资格和更广泛的职业技能。实操考核是评估应聘者临床技能的关键环节，尤其对于医技人员来说，实操能力的高低直接关系到其日后的职业表现。在考核过程中，需要考虑到应聘者在不同实习医院或学校接受的教育背景差异，公平地评估其实际操作能力。通过这种综合的招聘考核流程，医院能更科学、全面地评估每个应聘者的综合能力，从而确保选聘到最适合的人才。这不仅提升了医院的人力资源质量，也为医院的长期发展奠定了坚实基础。

（六）背景调查

在医院招聘过程中，背景调查扮演着至关重要的角色，特别是在评估应聘者的职业道德方面。对于医疗专业人员来说，高尚的职业道德往往比职业技能更重要，因为他们的工作直接关系到患者的生命安全和健康。背景调查主要包括验证应聘者的个人资料、职业背景和道德品质，一般通过与候选人以往的雇主或通过教育机构提供的信息对其进行核查。对于应届毕业生，医院可以通过学校提供的含有公章的就业推荐表验证其资格和品行。对于具有工作经验的应聘者，医院可以查阅其人事档案或联系前雇主，获取关于其工作表现和职业行为的具体信息。

通过这种细致的背景调查，医院可以确保聘用的医务人员不仅在医学技能上合格，更在道德和职业行为上符合医院的高标准。通过这种方式，医院可以有效预防未来的医疗专业人员可能出现的工作失误或道德风险，保证医院服务的质量和安全，同时维护医院的声誉和公信力。

（七）体检

入职体检是医院招聘流程中不可或缺的环节，旨在确认应聘者的身体状况是否符合特定岗位的要求。这一步骤不仅关乎应聘者的健康，也直接影响到他们能否承担相应的职业责任及其在特定工作环境下的表现。

对于新入职的员工，医院通常会安排一系列常规体检项目，以评估其基本的健康状况。此外，针对不同职位的特殊要求，医院会进行相应的差异化检查。例如，从事放射影像工作的人员，由于其工作环境中存在潜在的放射风险，医院会对员工进行关于放射影响的敏感度和耐受性检查，以确保其身体条件适应此类工作的特殊需求。此类体检不仅能保障员工的身体健康，还能确保医院环境的安全，避免因员工身体健康问题影响医院的运营效率和医疗安全。通过这样的体检流程，医院能确保每个员工都具备完成其职责所需的健康条件，也表明了医院对员工福祉的重视，增强了员工对医院的信任感和归属感。

（八）培训

为确保新员工迅速融入医院环境并高效履行职责，医院需要提供全面的入职培训。该培训不仅包括医院的组织结构和未来的发展规划，还包括详细的规章制度介绍、福利报酬政策和职业发展路径。这样的培训有助于新员工全面理解其职责与医院期望，也为其职业成长铺平道路。

培训方法多样化是提高新员工培训效果的关键。除了传统的讲座和授课外，观看影片也是常用的方法，这些都是传递信息的直接方式。动态的培训方法，如拓展训练，不仅有助于新员工学习具体的职业技能，而且有助于员工在非正式的环境中加强交流，从而增强团队协作能力。通过实施这种综合培训计划，新员工可以在短时间了解医院文化并与之产生认同感，同时提高其对工作的热情和归属感。这种培训方法不仅有利于员工个人成长，也符合医院整体的利益和文化发展目标，从而促进医院的长期稳定发展。

（九）信息储备库

构建一个全面的人才信息储备库对于医院的人力资源管理和未来招聘活动至关重要。人才信息储备库应包括所有通过招聘流程的简历、详细的考核记录以及未能加入医院但表现出色的候选人资料。这样的系统不仅能快速响应医院未来的招聘需求，还能在人才紧缺时提供即时解决方案。为有效管理和利用人才信息储备库，人力资源管理部门需要与医院管理层保持密切沟通，确保人才储备与医院的长远战略和即时需求相匹配。此外，与各科室主任的定期沟通也是必要的，以便及时了解各科室的具体人员需求和任何特殊技能的需求。同时，对医院员工的离职情况进行综合分析也是人才储备策略的一部分。通过收集关于员工离职的详细信息，如离职原因、时间和相关科室，人力资源管理部门能更好地理解和预防潜在的人才流失问题，在必要时，从人才信息储备库中迅速补充人才。通过这种多方位的信息收集和分析，医院能够建立一个动态的人才数据库，不仅提高了招聘效率，也为医院的持续发展和人力资源的稳定打下了坚实基础。

第二节 医院人才的选拔和培养

一、医院人才的选拔

医院人才的选拔是一个综合性过程，涉及多个层面，具体可以从以下几个方面入手，如图 3-2 所示。

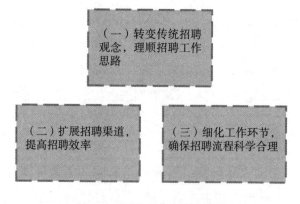

（一）转变传统招聘观念，理顺招聘工作思路

（二）扩展招聘渠道，提高招聘效率

（三）细化工作环节，确保招聘流程科学合理

图 3-2 医院人才选拔的策略

（一）转变传统招聘观念，理顺招聘工作思路

在现代医院管理中，人才的选拔和引进是核心环节之一，直接关系到医院服务质量和发展的可持续性。传统的招聘观念和方法已经不能满足当下医院对高质量医疗人才的需求，因此，医院人力资源管理部门需要转变传统观念，采用更科学和细致的招聘策略，以吸引和留住优秀人才。

医院要建立一个系统的人才引进工作机制，包括从人才需求分析到人才招聘、选拔以及最终的聘用全流程。在此过程中，首先，人力资源管理部门要与各科室保持密切沟通，确保人才需求的准确性和及时性。通过提前下发《人才引进计划表》并收集各科室的反馈，人力资源部门可以获得包括需求人员的类别、人数、学历、专业以及工作经验等在内的详细信息，这些都是拟订有效招聘计划的基础。其次，人力资源管理部门应该对收集到的数据进行分析，结合医院的实际发展情况和未来趋势，制订切实可行的年度人才引进计划。此计划不仅要考虑科室当前的需求，还要预见未来潜在的人才需求，从而做到前瞻性配置。人才引进的每一步都需要围绕医院的长远发展进行规划，确保每次招聘都是对医院人才结构的优化和强化。此外，医院的招聘工作应该是一个全员参与的过程。人力资源管理部门在招聘过程中的角色是协调者和执行者，各科室的主任和专业技术骨干应参与面试和选拔过程，他们的专业判断对于选拔合适的专业人才至关重要。通过各部门通力合作，医院可以更加精确地评估和选拔出真正符合医院需求的高质量人才。在对外招聘过程中，医院还应当注重服务意识，把"为求职者服务"的理念贯穿始终。每个应聘者，无论最终是否成为医院的一员，都应该受到尊重。医院可以通过提供详尽的面试指导、及时的反馈以及面试过程中的人性化关怀，提高应聘者的满意度。良好的应聘体验可以使应聘者即使未被录用，也会对该医院进行积极宣传。

医院的人才招聘不仅是一个简单的选人过程，更是一个综合性的战略规划。它需要医院在理念、策略和操作等多个层面进行创新与调整。通过建立科学的招聘机制、细致入微的招聘流程，以及创造全员参与的工作环境，医院能有效地吸引并留住那些可以带来创新和提高服务质量的优秀人才，从而在激烈的医疗行业竞争中占据优势。

（二）扩展招聘渠道，提高招聘效率

在当前高度竞争的医疗行业中，医院人才招聘面临着挑战。为了有效应对这些挑战，医院必须采取多元化的策略扩展招聘渠道并提高招聘效率。通过多元素的招聘策略，医院不仅能吸引各层次的人才，还能精准地定位所需的专业人才，从而促进医院整体服务能力的提升。

第一，医院需要通过精准的渠道选择和策略部署吸引人才。这包括利用网络招聘平台进行广泛宣传，并通过医学论坛等专业社交媒体渠道发布招聘信息。这样可以直接接触目标群体，提高招聘的精确度和效率。此外，医院还可

以通过参加各大医学院校举办的专场招聘会直接与候选人面对面交流，这种现场互动不仅可以即时收集应聘者信息，还有助于增强医院的品牌影响力。

第二，建立与高等医学教育机构的长期合作关系对于持续吸引优质人才至关重要。通过与这些教育机构建立稳固的合作关系，医院不仅可以招聘学校推荐的优秀毕业生，还可以在学生的早期职业发展阶段与他们建立联系。这样的合作模式不仅有助于学校履行教育和就业推荐的责任，也使医院从源头获取匹配的人才资源。

除了利用传统的招聘活动和学校合作之外，医院还应该开展创新的招聘活动，如举办职业发展研讨会、开展实习生项目等，这些都是吸引年轻人才的有效方法。同时，医院可以通过内部员工推荐或专业网络推荐获取紧缺的专业人才，这种推荐通常更可靠，也更能确保人才的专业性和适配性。

总体来说，医院通过扩展多样化的招聘渠道，不仅可以提高招聘效率，还可以确保招聘过程的高质量和高效率。这些策略的实施有助于建立一个稳定而专业的医疗团队，为医院的长远发展提供坚定的人才支持。

（三）细化工作环节，确保招聘流程科学合理

在医院招聘流程中，细化每个工作环节以确保流程的科学性和合理性是至关重要的。这不仅涉及招聘流程的设计，还包括选拔团队的组成和面试过程的严格管理。通过这些措施，医院能够确保招聘活动的每个环节都符合高标准，进而选拔出合适的医疗人才。

第一，合理确定考官队伍。在确保医院招聘流程的效率与公正性方面，选择合适的考官团队至关重要。医院为此精心组建了一个由不同部门领导和专业人员构成的面试团队，包括分管的高层领导、人事部负责人、各相关科室主任以及院内资深专家。这样的团队结构使其对应聘者的评估全面而深入，涵盖基本的职业素养、语言能力、专业知识以及科研技能等多个方面。通过这种多维度的评价体系，医院能确保整个选拔过程的公正性，有效地挑选出既符合岗位要求又能融入医院文化的优秀人才。这种方法不仅提高了面试的质量和效率，还促进了整个招聘流程的优化。

第二，合理选定人才。在医院的人才招聘过程中，确保只选取最合适的候选人是关键。为此，医院建立了一套以胜任力为基础的选拔机制。每个职位的候选人通过严格的筛选流程被确定，通常按照 1 : 3 至 1 : 2 的面试候选人比例进行。筛选标准涵盖来自顶尖院校的毕业生、专业匹配度高、学术成就显著以及科研技能突出等因素。候选人首先由相关部门基于简历进行初步筛选，其次提交给人事部门进行复核。此外，对于表现特别突出的候选人，医院会提供机会让其在多个职位中尝试，以最大化开发其潜力。若应聘者未能满足既定的比例或标准，医院宁愿暂缓招聘，也不降低招聘标准，以确保引进的每一位新成员都能为医院带来最大价值。这种精细的选拔过程有助于医院构建一个高效且专业的团队。

　　第三，科学公平的面试。医院的面试流程应设计得既科学又公正，以确保每位候选人都能在平等的环境中展示自己的能力和潜力。面试通常分为三个阶段：自我介绍、考官问答以及双向交流。在问答环节，考官会提出一个到两个关于专业知识的问题，也会探讨应聘者的个人经历和背景，以全面了解其适合性。此外，候选人也有机会询问关于医院、相关科室或具体工作岗位的详细信息。这不仅能帮助候选人更好地了解职位，还体现了医院对候选人的尊重。整个面试过程应在轻松和谐的氛围中进行，旨在通过有效沟通深入了解彼此，确保双方都能做出最合适的决定。这种面试方式不仅能确保流程的公正性，还能体现医院对人才的重视和欢迎态度。

　　第四，科学确定拟录取人员。在面试完成后，考官需要对候选人进行匿名评分，确保评价的客观性和公正性。接着，人事部门负责收集所有的面试分数，并进行统计分析，以便制作初步的拟录用人员名单。此名单将提交给医院高层领导进行讨论和审核。在确定拟录用人员后，候选人将进入为期两周的试用期。在这段时间内，候选人的表现将由科室内的三位专家进行评估和打分。试用期结束后，这些评分再次由人事部门汇总，最终结果将交由医院管理层深入讨论并做出最后的录用决定。通过这一系列细致入微的步骤，医院能够确保录用的人员不仅专业能力强，还能完美融入团队，共同推动医院的发展。

人才招聘构成了医院人力资源管理的核心，是实现人才与职位最佳匹配并充分发挥个人能力的关键环节。吸引和招募高级人才以及优化医院的人事配置，是医院面临的一项持续且具有挑战性的任务。

二、医院人才的培养

（一）对人才效益性的认识

在医院人才培养过程中，了解投资与回报之间的关系至关重要。通常，通过培养和发展人才，医院可以获取显著的经济效益和社会效益。然而，这些收益并不是立即显现的，而是间接和长期累积的。医院应当采取更加系统和具有目标导向的方法培养人才，包括制订长远的人才培养计划、明确培养目标以及建立一套完善的人才管理和培养制度。通过这种方式，医院不仅能持续提升内部员工的专业技能和综合素质，还能确保人才培养与医院的战略目标相一致。为此，医院需要投入必要的资源和精力，建立包括持续教育、技能提升和职业发展在内的综合人才培养体系。这样的体系能帮助医院及时响应医疗行业的变化，同时克服管理层换任可能带来的不连续性问题，从而在医疗服务市场中保持竞争力。

（二）实行点与面相结合的人才培养机制

在医院人才培养中，实施点与面相结合的策略，旨在平衡重点人才的深度培养与广大员工的普遍提升，确保医院整体的发展与竞争力。

"点"的培养专注于潜力巨大的中青年专业人员，从中选拔具有发展潜力的医学专家，通过设定明确的成长目标和任务，加大投入，同时，强调德才兼备的原则，培养出能引领专业领域发展的人物。这些被选中的人才将接受系统训练，以掌握最新的医疗技术和知识，确保医院在某些关键领域保持领先地位。"面"的培养注重整体医疗团队的素质提升，这种广泛的培养是构建医院人才结构的基础。考虑到现代医疗工作的复杂性，医院需要不同层次的医学人才协同工作，形成一个多层次、功能互补的团队结构。此外，随着医学分工的细化及病患需求的多样化，医院对于团队协作能力的要求日益提高，因此，广泛的人才培养不仅能提升医院的服务质量和技术水平，还能保证医院在面对各种医疗挑战时的稳定运作。通过这种点与面结合的培养机制，医院能确保重点人才的专业成长和广大员工的技能提升并行不悖，从而形成一个既有深度又有广度的人才培养体系。这种体系不仅能使员工适应快速变化的医疗环境，还能促进医院长期的健康发展，提高整体的医疗服务水平。

（三）服务技术型人才的培养

医疗行业对服务技术型人才的培养提出了更高要求，服务技术型人才不仅要有技术能力的提升，还要加强服务意识的培育。这种人才培养模式要求医院放弃过分强调技术而忽视服务质量的做法，使医务人员在专业技能与服务品质上都能达到高标准。

第一，技术素质的提升是基础，包括医学的基本理论、关键知识点以及必备的操作技能。这一阶段的培训，旨在确保医疗人员在进行诊疗活动时，具备坚实的专业基础，能有效地应用医学知识解决实际问题。

第二，培养医疗人员的品德素质同样重要，包括道德素质的塑造，如提高医务人员的职业道德意识、奉献精神以及对医疗职业的责任感。

第三，强化法律教育，使医务人员明白遵循医疗法规的重要性，确保其在实践中严格按照法律法规行事，维护患者权益。

第四，心理知识和社会知识的培训不可忽视，医务人员应该了解患者的心理需求，掌握有效的沟通技巧，以便在提供医疗服务时，能更好地理解和满足患者的需求，提高整体服务质量。

通过全面的培养策略，医疗人才不仅能在技术层面提供高质量的医疗服务，更能在人文关怀、法律遵循和心理沟通方面展现高度的专业性与深厚的人文素养。这种综合素质的提升，将直接影响医院的服务水平和社会信誉，从而使医院在现代医疗服务领域中占据优势。

（四）临床型医学人才的培养

医院在培养医学人才时，应着重临床实践能力的发展，以确保医学人才直接应对临床挑战，有效为患者服务。临床医学人才的培养尤为关键，因为这一领域要求医生不仅要有理论知识，更要有在实践中解决问题的能力。这种能力的培养依赖长期而系统的实际操作和患者互动，通过观察和处理疾病的全过程积累经验。

第一，医院必须确立临床技能与科研技能的双重重点培养策略。这要求医院建立一套严格的临床培训体系，使医学人才在实践中学习并精通必需的临床技能。此外，医院还应鼓励医学人才参与科研活动，以促进其理论知识与临床实践的深度融合，从而更全面地提升他们解决复杂医疗问题的能力。

第二，改革现行的人事管理制度，以更好地支持临床人才的成长和发展。这包括调整职称评定标准，使之更加倾向临床技能和患者护理成效的评估，而非仅仅侧重于追求学术成就。

第三，医院应考虑实施"双轨制"的人才培养模式。在这种模式下，临床医师和临床研究生将接受不同的培养计划：临床医师主要聚焦规范化的技能训练和实践，以提高临床操作能力；临床研究生主要聚焦临床科研，以推动医学知识的发展。

第四，规范化的临床医师培养应与学位授予体系相结合，确保培养出既具备高水平临床技能又有科研能力的医学人才。

通过这样的培养策略，医院不仅能提高医疗服务的质量，还能在医疗领域培养出一批既懂科研又精于临床的复合型高级人才，满足现代医疗的多方面需求。这种综合性培养模式将有助于医院在激烈的医疗环境中保持竞争力和创新力。

（五）医院管理人才的培养

医院管理人才的培养是实现医院高效运营和长期发展的关键。常规的观念将医院管理干部视为"非生产人员"，忽略了他们在医院运营中的重要作用。随着医疗行业的市场化和经营性功能日益增强，加之医疗质量和效益的要求，医院管理的作用尤为重要。因此，系统地培养医院管理人才，优化他们的专业技能与管理能力，对医院的持续发展至关重要。

第一，医院需要重新评价管理人才在医院运作中的关键角色，确保管理人才培养的重要性被整个组织认识并重视。管理人才不仅是执行行政任务的人员，更是推动医院创新、提高服务质量和效率的关键力量。因此，对他们的培养和发展应被视为医院人才发展战略的核心部分。

第二，医院应将管理人才的培养纳入整体人才发展战略。通过挑选具有医学背景和潜在管理才能的人员，进行目标明确的培训，以培养能理解临床需求并有效管理医院运营的专业管理人员。对此，医院不仅要提供管理知识的教育，更要在实际工作中提供足够的挑战和机会，以强化人才学到的理论知识。

第三，医院必须改革现有的人事管理制度，构建一个科学合理的管理职称评定系统，以公正地评估管理人才的专业成长和贡献。

第四，医院应当提升管理人员的生活和职业待遇，以吸引和保留高质量的管理人才。确保管理人员的待遇与技术人员相当，可以有效消除职业发展中的偏见和不平等。

通过这样的策略，医院能够培养出一支理解医疗服务深层需求、高效管理并推动医院向前发展的管理团队。这不仅会显著提升医院的服务质量和技术水平，还会增强医院的社会声誉和经济效益，确保医院在竞争激烈的医疗市场中保持领先地位和持续发展。这种对管理人才的投资将转化为医院能力的整体提升，从而为患者提供更优质的医疗服务，实现医院的长远目标。

第三节　医院人才激励机制分析

一、激励机制理论概述

管理的本质在于创造一个有利的工作环境，以便团队成员协同努力，达成共同的目标，并在此过程中有出色的表现。为了实现这一目标，管理者必须精通各种策略，以激发被管理者的内在动力，调动他们的积极性。积极性的核心由三个主要因素构成：内在动力、外在压力和外界吸引力。内在动力源于个体的世界观、价值观和个人特质，是推动个人行动的根本力量，决定了个人对工作的热情和投入程度。外在压力来自环境对个体的直接影响，如管理层的批评和惩罚以及工作场所的竞争环境。这些压力可以促使员工在压力下找到前进的动力，但必须恰当使用，以避免过度压力带来的负面影响。外界吸引力通过正面的激励措施，如表扬、奖励、奖金或荣誉等，提高员工的工作满意度和忠诚度。这些因素能有效地提高员工的幸福感和归属感，使他们愿意为达成团队目标努力。在管理实践中，理解和应用这三种力至关重要。因此，管理者不仅要具备理解人性的能力，还要具备运用不同激励手段以适应不同情境的灵活性。

（一）激励的内涵

在组织管理和心理学中，"激励"是一个核心概念，源自英语单词 motivation，是指引发行动的内在驱动力或促使行为形成的动机。激励涉及多层面的心理过程，包括触发动机、推动行为以及形成动力，目的是激发个体向着目标努力。[①] 在现代组织行为学中，"激励"被视为一种基本工具，用以激发员工追求工作目标，同时满足其个人需求。

激励的过程可以理解为一种动力系统，包括初始的心理状态和最终的行为输出。这个系统始于个体感知到的某种缺失，无论是生理的还是心理的。这种感知到的缺失产生了需要，而这些需要推动个体寻求满足，形成了行动的动机。动机不仅是行动的原因，更是行动的方向和强度的决定因素。在组织环境中，激励通常与满足员工个人需求相关，这些需求可能包括安全感、认可、自我实现等。组织通过识别和满足这些需求，可以有效地引导员工行为，促使他们朝着组织目标努力。实现这一点的方法包括奖励体系、职业发展机会、工作环境的改善及领导方式的优化等。此外，激励的机制还包括通过建立挑战与满

---

① 　王亚丹，徐刚，宋谨，等. 管理学［M］. 上海：上海财经大学出版社，2016：237.

足之间的平衡维持员工的持续动力。心理张力是激励过程中的一个关键元素，这种张力由个体需求的未满足状态产生。这种心理状态激发个体寻求解决方案，以减少张力和不适。当工作环境提供了解决这些需求的途径时，员工的内在驱动力会被激活，从而推动他们向着既定目标努力。组织应该理解，激励不是一个静态的过程，而是一个动态的、持续的交互过程。有效的激励策略需要组织不断地调整和优化，以适应员工需求的变化和组织目标的发展。通过这种方式，激励成为推动组织进步的一种力量，有助于组织满足当前的业务需求，提高员工的满意度和忠诚度。

（二）激励的作用

激励在组织管理中扮演着至关重要的角色，它不仅能吸引和留住有才能的人，还能显著提升员工的工作效率和创造力。通过有效的激励机制，组织可以激发员工的潜能，促使他们为实现组织目标长期努力。

第一，激励作为吸引顶尖人才的一种策略，已被全球多个国家和顶级组织广泛采用。例如，我国通过提供竞争性的薪酬和优越的工作条件，成功吸引了来自世界各地的专家和学者，在很大程度上帮助我国在众多科学和技术领域保持了领先地位。这显示了激励在全球才智竞争中的战略价值。

第二，激励能极大地提高员工的工作动力和产出效率。基本的工资激励可能只激发员工发挥有限的潜能，而一旦员工感受到充分的激励，如认可、奖励和职业发展机会，他们的工作表现就可以提升至最佳状态。

第三，激励可以提高员工的创新和革新能力，对于维持组织的竞争力至关重要。某公司通过实施合理化建议奖励计划，鼓励员工提出改进建议，无论这些建议是否被采纳，都能得到一定的奖励。这种做法不仅提升了员工的参与感和满意度，还促进了公司内部的创意生成和操作效率的提高。

激励对于组织的意义远远超过简单的员工满意度提升，是推动组织发展、促进技术创新和维持市场竞争力的关键因素。有效的激励策略能够确保组织不仅吸引行业顶尖人才，还激发所有员工的最大潜能，共同推动组织目标的实现。

（三）激励机制

激励机制是企业或组织内部用以激发员工积极性和提高工作效率的一种系统化策略。这种机制详细描述了激励的主体（管理层）如何通过各种激励工具和方法与激励的客体（员工）进行互动，以达到优化组织绩效的目标。激励机制包含两个基本要素：识别员工的需求，并将其作为激励的核心内容；评估员工完成特定任务的能力，并据此设计激励计划。

第一，激励机制通过精准识别和解读员工的需求，设定激励的目标。这涉及对员工期望的深入了解，包括他们对职业成长、认可、薪酬等方面的需求。这些需求一旦被有效识别，就可以转化为激励策略的基础，使激励措施更具有针对性和有效性。

第二，激励机制必须考虑员工的能力与承担任务的匹配程度。这不仅关乎员工是否具备完成任务的技能和知识，也涉及其心理和情感的准备程度。通过确保需求与能力的匹配，激励机制可以促使员工在现有能力范围发挥最大潜力，也为其未来发展铺设道路。

此外，激励机制的设计和实施不应是简单地满足员工的各种需求，而应是更加注重如何通过满足这些需求促进组织目标的实现。这意味着组织需要在满足员工需求的同时，控制和调整激励的方式和程度，确保这些激励措施有效提升组织的整体绩效。

（四）几种重要激励理论

激励因素作为一种推动力，源自个人内在的需求满足欲望。因此，要有效地讨论激励，必须先掌握以下几种相关理论，如图3-3所示。

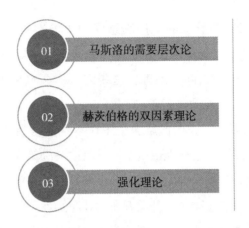

图 3-3 医院人才激励机制建立的理论基础

1. 马斯洛的需要层次论

马斯洛的需要层次论提出了一个深刻的见解，即个人行为是由内部需求驱动的。他于 1943 年在期刊《心理学评论》中发表了名为《人类动机理论》的论文，该论文详细阐述了人的需求从基本到高阶的逐层发展过程。这些需求包括生理需求、安全需求、归属感和爱的需求、尊重需求以及自我实现的需求。他强调，这些需求层次不仅普遍存在各种文化中，还是依次递进的。在较低层次的需求得到满足后，较高层次的需求便开始主导个体的动机。因此，一旦特定层次的需求被满足，它对个体的吸引力就会减弱，动机也会相应减弱。这一理论为组织管理提供了重要的指导原则，即组织应该识别和理解员工各个层次的需求，并根据这些需求提供相应的激励措施。通过这种方式，组织不仅可以更有效地激发员工的积极性，还可以帮助员工实现个人价值和职业发展，从而提升整个组织的绩效和员工的工作满意度。

2. 赫茨伯格的双因素理论

1959 年，赫茨伯格的双因素理论通过其著作《工作与激励》首次介绍给公众，为理解员工满意度与工作动力提供了新的视角。双因素理论将影响员工满意度的因素分为两大类：激励因素和保健因素。激励因素主要涉及工作内容本身，包括成就感、职责、认可、工作本身的挑战性和个人成长等。这些因素的存在直接提高员工的工作满意度和积极性，当这些因素有所缺失时，可能导致员工感到不满足。而保健因素涉及工作环境和条件，如薪资、工作条件、公司政策和人际关系等，这些因素不会直接影响员工的满意度，但若其出现问题则可能导致员工不满。

双因素理论强调，真正的激励源于工作本身的内在价值和满足，而不仅仅是外部的奖励或好处。这种理论指出，有效的激励策略应同时关注这两种因素，确保工作环境的基本保健因素得到满足的同时，更应通过丰富和有意义的工作内容激发员工的内在动力。管理者在设计激励计划时，应重视内在激励的作用，挖掘和利用这些因素，以提高员工的整体工作动力和组织绩效。这样的激励策略不仅可以提升员工的工作满意度，还可以提升员工的创新能力。

3. 强化理论

强化理论，又名"激励反应理论"，探讨了如何通过正面或负面刺激影响个体的行为模式。强化理论基于一个核心假设：人的行为受到其后果的直接影响。简言之，当某个行为带来积极结果如奖励或表扬时，这个行为的复现概率会提高；相反，如果一个行为导致了负面后果或无任何回报，那么此行为重现的概率会显著降低。在实际应用中，管理者可以利用正强化手段，如提供奖金、表扬、晋升机会等，鼓励员工重复良好的工作表现或习惯。同时，管理者可以通过负强化，如取消不良行为带来的不利后果，减少或消除员工的不良习惯。此外，惩罚也是一种强化手段，通过施加负面后果减少某些人们不希望看到的行为。①

强化理论对企业管理具有重要意义，尤其是在制定员工激励机制和行为管理策略时。恰当的奖励和惩罚机制，不仅可以提高员工的工作效率和工作动力，还可以形成更健康和富有成效的工作环境。此外，理解和应用强化理论，可以帮助管理者更有效地识别和利用能够激励员工持续进步与发展的关键因素，从而推动整个组织向着既定目标前进。总之，强化理论提供了一种科学的方法框架，用于通过激励和引导优化员工的行为及表现。

---

① 刘小红.服装企业督导管理［M］.北京：中国纺织出版社，2019：101.

二、当代人们对激励机制的有益探索

在现代企业管理实践中，激励机制的设计和实施面临着复杂多变的挑战。尽管历史上的激励理论为人们提供了多种视角和方法，但它们往往局限于特定的时间和视角，缺乏足够的灵活性和适应性，使其在实际应用中难以达到理想效果。因此，企业和学者开始探索更全面和系统的激励策略，以更好地适应当代组织的需求和员工的多样化期望。

新的激励机制发展重点在于整合和优化传统理论的有益成分，形成一种综合激励体系。这种体系不仅关注个体的行为和成就，更加注重激励机制与个人目标、组织目标的一致性，以及激励过程的透明度和公正性。在这一机制中，个人的努力程度由个人能力、所处机会以及对绩效公正评价的感知共同决定。同时，这种体系强调奖励与个人目标之间的紧密联系，认为只有当奖励与员工的主导需求紧密相关时，激励机制才能有效提高员工的积极性和忠诚度。此外，全方位的激励体系还涵盖多个方面，如理想目标设定、具体工作目标的明确、公平的奖励分配机制、合理的劳动用工政策、全面的业绩考评体系以及公正的晋升制度等。这些组成部分共同工作，以确保每个环节都能公正地反映员工的努力和成就，同时激励员工追求更高的业绩。

尽管如此，这种系统的激励机制仍然面临着挑战，尤其是在如何保持操作的灵活性和避免成为一种僵化的管理工具方面。真正有效的激励系统需要适应不断变化的外部环境和内部需求，避免单纯依赖操控和管理的传统方法，而是通过真正理解和响应员工的需要和动机设计激励措施。企业不仅需要在策略上下功夫，还需要在文化和价值观层面上进行深入的改革，以形成一个更优化的组织环境。

在中国的企业管理实践中，激励机制的设计和实施过程较为复杂，需要考虑文化、经济和社会等多重因素。众多学者已经提出各种针对性的理论，适应中国特有的社会文化环境和经济条件。俞文钊强调，物质激励和精神激励需要同步进行。他认为，在中国特定的文化背景和经济条件下，有效的激励机制应当综合考虑物质和精神两个方面的因素，只有通过平衡这两种激励方式，才能充分发挥激励的作用，促进员工的全面发展和组织的目标达成。

黄培伦等在马斯洛的需要层次理论基础上，结合中国的实际情况，提出了更适合中国人的需求分类。他们认为，了解和应用这种本土化的需求理论，可以帮助企业更准确地识别和满足员工的具体需求，从而设计出更有效的激励策略。苑冰的研究提出了激励的公平性和可见性原则，强调激励机制应该公正且透明。她认为，高声望的奖励比金钱更能激发员工的工作热情，同时主张激励措施应短期执行，以保持其效果和吸引力。这些理论为中国企业提供了一系列的激励方法和策略，但在具体实施时，如何确定这些激励措施的适用条件和效果范围仍然是一个挑战。每种激励策略的影响程度和适用性可能因组织的不同、员工的差异以及外部环境的变化有所不同。因此，企业在设计激励机制时，需要进行细致的分析和调整，以确保激励措施在特定的环境中发挥最大效果，同时需要持续监控和评估激励策略的实际影响，以便及时调整和优化。

三、激励机制的发展趋势

未来的管理理念将越来越重视把员工视为整体人格的重要性，而非仅将其看作实现工作目标的手段。在这种观念指导下，管理者被要求不仅关注员工的工作表现，还要重视员工的个人福祉、发展和自尊。这种以人为本的管理方式强调，在工作场所内外，员工都应被视为有尊严和价值的个体。工作与个人生活不应被人为割裂。一个员工的工作生活质量将直接影响其整体的生活质量，因此，创造一个人性化的工作环境不仅能提升工作效率，更能提升员工作为人的价值。在此基础上，员工的自尊感和满足感将自然提升，进而激发其工作动力和创造力。具体到医院这样的服务行业，管理者应该将人作为管理活动的中心，关注员工的需求和期望，理解并同情他们在工作中遇到的困难。通过这种方式，管理者不仅能赢得员工的信任，还能在很大程度上确保医院的稳定运营和长远发展。在实际操作中，以人为本的管理应当关注员工的全方位需求，包括他们的职业发展、工作安全、心理健康和家庭生活平衡。管理策略和决策应始终围绕如何促进员工的整体福祉展开，从而确保员工在满足自我实现和个人成长的同时，为组织带来最大价值。此外，这种管理模式还需要管理者具备更高水平的情商和人际交往能力，以便更好地理解和满足员工的非物质需求。这不仅要求管理者在决策时考虑员工的意见和感受，还要求管理者在日常管理中注重公平和尊重，以形成一个具有包容性的工作环境。

　　人性化管理的概念涵盖管理目的、机制、手段的全面人性化，以及管理的差异化、自主化和规范化等方面。然而，其核心在于激励机制的全面人性化。人性化激励机制的最大特点是以人为中心，重视员工的情绪、情感和需求，旨在使员工在工作中保持愉悦的心情、满腔的热情和积极向上的态度，从而最大限度地发挥其积极性、主动性和创造性。人性化激励机制的基本原则是尊重员工的个性，满足他们的个性化需求。传统的激励机制往往无法完全满足人性化管理的要求，因为它们通常是单向的、固定不变的、控制式的。为了适应人性化管理的需求，激励机制必须从根本上进行改革，转向一种更加灵活和个性化的方式。真正的人性化激励机制应该以满足员工的个性需求为核心，通过激励主体和客体的互动，在双向交流和自主选择的基础上实施激励。这意味着激励机制不再是自上而下的控制和操作关系，而是承认和尊重人性差异，采用协商互动、自主灵活的激励策略。这种新的激励机制强调协商与个性化，以员工的需求和喜好为出发点，提供多样化的激励选项，允许员工根据自己的偏好和需求进行选择。这不仅增加了激励措施的有效性，还能提高员工的满意度和忠诚度。因此，人性化的激励机制不仅是对传统激励方式的改进，更是一种全新的管理思维，强调员工的自主性和个性化需求，力求在双向互动中实现组织和员工的共同成长与发展。

第四节　医院人才激励机制的创新构建

一、医院人才激励的基本原则

　　在医院管理中，人才激励机制的设计应遵循一些基本原则，如图3-4所示，以确保其有效性和可持续性。

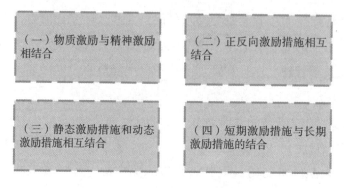

图 3-4　医院人才激励机制构建的原则

（一）物质激励与精神激励相结合

在医院管理中，激励机制的设计应当将物质激励与精神激励相结合。这两种激励方式各有独特的作用，只有相辅相成地运用，才能达到最佳效果。物质激励包括薪酬、奖金和福利等具体且可量化的措施，能直接满足员工的经济需求。精神激励涉及荣誉、表彰和晋升等不可量化的因素，旨在满足员工的心理需求和职业发展期望。

物质激励为员工提供基本的经济保障，是精神激励的前提条件。没有合理的物质激励，员工的基本生活需求得不到满足，工作积极性和效率也会随之下降。然而，仅仅依靠物质激励是不够的。如果管理者过于强调物质奖励，员工就会变得过于功利、追求短期利益。当医院由于财务紧张或其他原因无法提供足够的物质奖励时，员工的工作热情可能会迅速下降，甚至引发不稳定情况。精神激励是促进医院长期健康发展的重要手段。通过表彰优秀员工、提供职业发展机会以及营造积极的工作氛围，医院可以增强员工的归属感和成就感。这不仅有助于提升员工的内在动力和创造力，还能在一定程度上缓解因物质激励不足产生的负面情绪。然而，忽视物质激励，仅仅依赖精神激励，员工的基本经济需求长期得不到满足，也会影响员工的工作积极性和医院的稳定性。因此，医院在设计激励机制时，应当注重物质激励与精神激励的有机结合。两者相互补充，缺一不可。管理者应根据医院的具体情况，合理配置物质与精神激励的比例，确保在满足员工基本经济需求的同时，关注他们的心理需求和职业发展状况。只有这样，才能构建平衡且有效的激励机制，促进医务人员的全面发展，进而实现医院的持续健康发展。在实际操作中，医院可以通过定期的绩效评估和员工反馈，了解员工的实际需求和期望，及时调整激励措施，提高激励机制的灵活性和适应性。同时，管理者应加强与员工的沟通，倾听他们的意见和建议，确保激励措施真正发挥作用，提升员工的满意度和忠诚度，从而在激烈的医疗行业竞争中保持医院的长久稳定与发展。

（二）正反向激励措施相互结合

在医院管理中，激励机制的设计需要考虑正向激励和反向激励的结合。正向激励，如表彰、奖励和晋升，能够显著提升医务人员的工作积极性和创造力。然而，过度的正向激励可能导致员工产生骄傲自满的情绪，进而影响员工的工作效率和团队协作。反向激励，如批评、降级和处罚，虽然可能导致部分员工自信心下降，甚至出现消极应对的情况，但在某些情况下，能激发医务人员的潜能，促使其改正错误，迎难而上。

正向激励和反向激励各有利弊，关键在于合理地运用和结合这两种激励手段，以确保医院朝着正确的方向发展。这就要求管理者在应用激励措施时，具备敏锐的判断力和灵活的策略，避免任何一种激励措施的极端使用。正向激励是医院常用的手段，通过奖励和表彰鼓励医务人员的优异表现。但并非所有员工在正向激励下都能表现出色，这时，适度的反向激励就显得十分必要。应用反向激励要谨慎，目的是让员工意识到自己的不足，同时仍保持积极向上的态度。管理者应确保反向激励措施不至于过重，以免对员工造成过大的心理压力和负面影响。理想的激励效果是，在促使员工反思并改进的同时，仍保持对工作的信心和热情，从而推动他们为实现医院的长远目标更加努力工作。这种平衡的激励策略不仅能帮助医务人员提升自我能力，还能促进整个医院的整体发展和进步。

因此，医院在设计和实施激励措施时，应考虑正向激励和反向激励的结合。管理者需要根据具体情况，灵活运用这两种激励手段，并且不断调整和优化，以确保激励措施的合理性和有效性。通过这样的策略，医院不仅能提升医务人员的工作效率和满意度，还能在激烈的医疗行业竞争中保持领先地位，推动医院的持续健康发展。

（三）静态激励措施和动态激励措施相互结合

在医院管理中，激励机制的设计应注重静态激励措施和动态激励措施的有机结合。静态激励措施，如固定的薪酬、长期福利和稳定的岗位设置，能够为员工提供安全感和明确的目标，使他们在工作中感到踏实和稳定。然而，如果激励机制仅限于静态措施，整个医院的激励体系就会缺乏创新和活力，难以激发员工的积极性和创造力。动态激励措施，如临时奖励、灵活的晋升机制，能够为医院注入新鲜的动力，提升医院的活力和员工的工作热情。但过于依赖动态激励措施也有弊端，可能导致员工缺乏安全感和长期目标，使医院的稳定性受到影响。因此，动态激励措施需要以静态激励机制作为坚实的基础，提供一个稳定的工作环境。理想的激励机制应是静态激励和动态激励的有机结合。静态激励提供基础的稳定性和保障，动态激励为员工和组织注入活力。这种平衡的组合能确保员工既有安全感，又能被不断激励追求更高目标。

在实践中，管理者应根据医院的具体情况和员工的不同需求，灵活运用这两种激励手段。通过定期评估和调整，确保激励措施既能保持员工的基本满意度，又能不断激发员工的潜力和创新能力。这样，医院不仅能维持内部的稳定和谐，还能在激烈的医疗行业竞争中保持活力和持续发展。

（四）短期激励措施与长期激励措施的结合

在医院管理中，短期激励措施和长期激励措施的结合至关重要。长期激励措施，如职业发展规划、养老金计划和长期福利，能确保医务人员在较长时间内保持积极的工作态度，对医院的持续发展起到稳固作用。然而，单纯依赖长期激励可能会导致员工在漫长的工作过程中感到倦怠和疲惫。短期激励措施，如绩效奖金、临时奖励和表彰活动，能迅速提升员工的工作兴趣和积极性，增强医院的凝聚力。如果过于依赖短期激励，员工就会因为缺乏长期目标和稳定的职业前景产生不安情绪，导致核心人才流失。因此，医院管理者需要在实际工作中，将短期激励和长期激励有效结合起来。短期激励能够及时回应员工的努力，增强他们的工作动力；长期激励为员工提供了一个清晰的职业发展路径和长期的安全感，确保他们愿意长期留在医院工作。此外，不同发展阶段的医院对于激励措施的侧重点也应有所不同。在创建初期和成长期，医院可能需要更多的短期激励迅速提高团队的活力和凝聚力；在成熟期，医院可以更多地依赖长期激励维持稳定和持续发展。

二、建立全面的薪酬体系

随着医院管理的不断演进，复合薪酬模式正在逐步取代单一的薪酬模式。经济性薪酬和非经济性薪酬的有机结合，形成了全面的薪酬管理体系。这种模式不仅能提升医务人员的满意度，还能增强医院的整体竞争力。通过综合考虑物质激励和精神激励，全面的薪酬管理体系发挥了薪酬的整体作用，确保员工在经济和职业发展等方面都得到满足，从而推动医院的持续发展和进步。

建立全面的薪酬体系，最大的好处在于保持薪酬制度的活力，并且与医院的整体发展战略相协调。全面的薪酬体系包括以下几个方面，如图 3-5 所示。

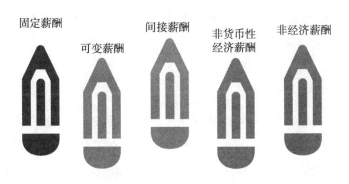

图 3-5　全面的薪酬体系

（一）固定薪酬

固定薪酬，是指员工在完成工作后定期获得的经济性报酬，具有保障性。它不仅为员工提供稳定的收入，还必须符合国家或地方政府规定的最低工资标准。这种薪酬模式能确保员工的基本生活需求得到满足，同时为他们的工作提供经济保障。

（二）可变薪酬

可变薪酬，是指员工因完成特定工作目标获得的奖励。可变薪酬的特点是具有不稳定性。可变薪酬可以灵活应对医务人员和医院面临的动态环境。这种薪酬模式不仅能为医务人员的绩效提供奖励，还能有效地控制医院的成本。可变薪酬的灵活应用及其激励效应，是全面薪酬战略的重要特征之一。

可变薪酬的形式多样，主要包括奖金分成、慰问金和补助等。这些形式可以根据实际情况灵活调整，从而激励员工不断提高工作绩效。例如，奖金分成可以根据员工的贡献大小进行分配，直接激励员工提升工作效率；慰问金可以在特殊情况下，如节假日或员工遇到困难时提供，增强员工的归属感和满意度；补助用于特定项目或任务的额外奖励，鼓励员工在完成基本工作之外，积极参与医院的其他重要工作。通过这些可变薪酬形式，医院不仅能激励员工在工作中发挥更大的潜力，还能在一定程度上减轻固定薪酬的压力，提高医院成本的灵活性和可控性。此外，可变薪酬计划的实施需要与医院的整体战略相结合，确保激励措施的公平性和透明性，从而在激发员工积极性的同时，促进医院的整体发展。

（三）间接薪酬

间接薪酬，是对固定薪酬和可变薪酬的一种补充，而非替代，主要通过合理的福利成本分摊实现。这些福利措施包括两大类。一是法定福利。法定福利旨在保障医务人员的安全和健康，保证家庭收入，并在困难时期提供支持。具体措施可能包括社会保险、医疗保险、工伤保险等，确保员工在工作期间和退休后的基本生活保障。二是弹性福利。弹性福利为医务人员提供了更灵活和个性化的福利选项，旨在满足他们多样化的需求。具体福利可能包括补充退休金计划、额外的健康保险和保障、带薪假期以及各种生活和工作便利措施。例如，医院可以报销员工的培训费用、支付交通费用、提供班车服务、住房补贴、餐饮补贴等。此外，弹性工作制也是一项重要的福利措施，其通过允许员工选择适合自己的工作时间和地点，提高员工的工作满意度和生活质量。

通过提供这些间接薪酬福利，医院不仅能提升员工的整体满意度和忠诚度，还能增强员工在劳动力市场的竞争力。这些福利措施有助于创造一个更加健康、安全和支持性的工作环境，帮助员工在工作和生活之间找到更好的平衡，从而更有效地激发员工的工作积极性和创造力。

（四）非货币性经济薪酬

非货币性经济薪酬，是一种通过非直接金钱形式提供的奖励和福利，包括创造安全舒适的工作环境、营造良好的工作氛围和团队关系、提供引人注目的职位头衔以及上级的赞美和认可。这些因素在提升员工满意度和激励员工方面起着重要作用。

第一，安全舒适的工作环境对于员工的身心健康至关重要。提供符合标准的办公设施、良好的通风和照明条件以及必要的安全保障措施，不仅能提高员工的工作效率，还能减少员工工作中的压力和不适感。

第二，良好的工作氛围与和谐的工作关系是非货币性经济薪酬的重要组成部分。一个积极的、支持性的工作环境能增强员工的归属感和团队合作精神。通过建立开放的沟通渠道、组织团队建设活动以及促进员工之间的友好互动，医院可以营造一个充满正能量的工作环境。

第三，引人注目的职位头衔能起到激励作用。具有挑战性和声望的头衔，不仅能增强员工的自尊心和成就感，还能提高员工对工作的热情。职位头衔的设计应体现员工在组织中的价值和贡献，激励他们不断追求卓越。

第四，上级的赞美和肯定也是一种有效的非货币性经济薪酬形式。及时的表扬和认可能大大提高员工的士气和工作积极性。管理者应发现员工的优点和成就，并给予真诚的赞美和鼓励，帮助员工建立自信。

（五）非经济薪酬

非经济薪酬，是指员工从工作本身获得的心理满足感，包括责任感、成就感、胜任感、富有价值的贡献和社会影响力等方面的收益。[①] 为了让医务人员从工作中获得最大的心理满足，医院可以采取多种策略。首先，通过精心的工作设计，医院可以确保每个职位都具有挑战性和意义。工作设计应考虑到员工的技能和兴趣，提供机会让他们发挥特长，承担重要责任，从而提升他们的成就感和自豪感。其次，实施宽带薪酬制度是提高非经济薪酬的重要措施。宽带薪酬制度不仅关注员工的薪资水平，还注重他们在职业发展中的成长空间。通过这种制度，员工可以看到明确的晋升路径和职业前景，增加对工作的投入和热情。最后，组织扁平化可以促进更高效的沟通和协作。扁平化的组织结构减少了层级之间的障碍，使信息流通更加顺畅，决策过程更加快捷。医务人员在这样的环境中能感受到自己的意见和贡献被重视，增强其对工作的责任感和参与感。

总体来说，非经济薪酬通过提升员工的心理收入提高他们的工作满意度和忠诚度。通过精心设计的工作内容、宽带薪酬制度和扁平化的组织结构，医院可以帮助员工在工作中获得更多的心理满足，从而提高整体工作效率和团队凝聚力。这些措施不仅有助于员工的个人成长和职业发展，也有助于医院的长期健康发展。

三、重视对医务人员的情感激励

在医疗行业中，医务人员通常面临极高的工作压力和情感负担，容易导致职业倦怠、心身耗竭、失眠和抑郁等问题。鉴于此，医院的员工激励机制必须重视对医务人员的情感支持和人文关怀。通过建立一个支持性的工作环境，设

---

① 杨少杰.人力资源管理演变：揭示组织发展与变革基本规律［M］.北京：中国法制出版社，2021：358.

置开放的沟通渠道，提供心理健康支持和减压机会，医院可以帮助医务人员更好地应对工作中的挑战。此外，定期组织团队建设活动和休闲活动也可以增强团队的凝聚力，减轻工作压力。医院应该为员工提供足够的资源和工具，以确保他们在保持职业热情的同时，维护好自身的心理和身体健康。

对医务人员的情感激励可以从以下三个方面入手，如图 3-6 所示。

图 3-6　对医务人员进行情感激励的手段

（一）进行心理减压

为了缓解医务人员在高压工作环境下面临的心理压力，医院应当通过系统的心理减压活动帮助员工释放压力。这些活动可以由医院的不同组织如党小组、工会以及团委牵头执行，通过组织座谈会、心理疏导会和其他形式的互动活动，为员工提供一个平台，让他们表达和分享自己的感受及压力。这些减压活动应该多样化，包括但不限于团队建设活动、户外拓展、职业生涯规划研讨会、定期的健康和福利讲座以及一对一的心理咨询服务。通过这些活动，医院能够为医务人员创建一个支持性强、开放交流的工作环境。另外，医院还可以定期邀请心理健康专家开展讲座和工作坊，教授医务人员如何识别和管理与工作相关的压力；同时，提供专业的心理支持服务，如设立心理健康热线或心理咨询室，使员工在需要时寻求即时帮助。此外，加强领导及管理层在心理健康教育和支持方面的培训也十分关键，这些培训能帮助领导及管理层识别员工存在的心理健康问题，并且提供必要的指导和支持。通过这些综合性的措施，医院不仅能有效减轻医务人员的工作压力，提升医务人员的职业满意度和生活质量，还能提高团队的整体稳定性和工作效率。这样的心理减压策略，最终将促进医院整体的健康发展和服务质量的提高。

（二）照顾职工需求

为了提高医务人员的工作满意度并优化工作环境，医院必须致力深入了解并满足各层次员工的具体需求，包括为特定群体如孕产期女职工提供额外的支持措施，减轻年长员工的工作负担，以及为科研人员提供更灵活的工作方式，确保新进职工在生活上获得必要的便利。具体策略可以是，为处于孕期、产期及哺乳期的女性职工制定特别的工作安排和休息政策，以保护她们的健康和福利；同时，调整年纪较大职工的日常工作量，特别是在门诊等体力和精力要求较高的岗位上，以适应他们的身体状况和减轻工作压力。此外，对于那些科研任务繁重的员工，医院应提供调休机会，确保他们有足够的休息时间和个人时间，以维持工作与生活的平衡。对于新入职的员工，医院应提供全面的生活支持和职业发展指导，帮助他们快速适应工作环境，减少初期的工作压力。通过建立一套全面的入职培训和导师制度，医院可以使新员工更容易融入团队并快速提升自己的职业技能。

（三）表彰模范职工

为了激励员工追求卓越并发挥最佳潜能，医院应注重通过表彰机制表彰模范职工。这种表彰不仅是对他们出色表现的认可，还起到激励全体员工的作用。通过公开赞扬那些在日常工作中表现出色的员工，医院能够营造一种积极向上的工作氛围，鼓励其他员工学习模范员工的优点和奋斗精神。此外，医院应定期举办表彰大会或者发布内部信息，详细介绍被表彰员工的具体事迹和成就。这不仅增强了员工的归属感和荣誉感，还能通过这些具体事例展示医院的价值观和职业道德标准。这些事迹将激励其他员工在自己的岗位上追求卓越，力争在日常工作中也能有出色的表现。通过实施表彰制度，医院不仅能有效地提高员工的工作热情和职业满意度，还能强化团队合作精神和增进员工间的相互尊重。这种以表彰先进为核心的激励机制，是促进医院整体效率和服务质量提升的重要手段。

第四章　医院行政管理工作

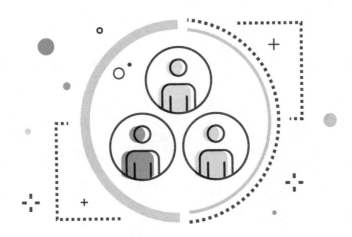

第一节　医院的组织管理

一、医院组织机构的基本概念

（一）组织

在现代医院管理中，组织扮演着不可替代的关键角色，其基本职能是确保医院能高效地实现既定目标。组织不仅是一个由不同群体组成的集体，更是一个动态的系统，其中，领导者通过影响和管理下属，以合理配置人力、财力、物质资源和信息资源，达成组织的目标。组织的重要性在于，它能够优化生产要素的配置，并通过有效的管理提高这些资源的效益。随着医疗行业向更高的现代化水平发展，组织在提升医院效益方面的作用变得尤为重要。组织是构成社会生产力的四大要素之一，与物质生产要素如劳动力和生产工具不同，组织本身具有独特的不可替代性。生产物质要素之间存在可替换性，而组织要素则通过优化这些要素的组合和运用，发挥着增值作用。因此，有效的组织管理是医院实现目标、提升服务效率和质量的关键。

在医院这种高度专业化的环境中，组织的设计和管理需要反映其服务宗旨，也要能应对快速变化的医疗需求。因此，组织不仅是策略实施的平台，更是推动医院适应市场变化和持续发展的驱动力。通过建立和维护有效的组织结构，医院能够在竞争激烈的医疗行业中保持领先地位，实现其使命和愿景。

（二）组织功能

组织功能，是医院等机构在追求其目标和与外部社会环境互动过程中体现的一系列社会特性。这些功能是组织成功的关键，确保了其内部结构的合理性和操作的有效性，也强调了信息流的重要性和组织内部关系的协调。

第一，组织功能的核心之一是建立一个合理的结构。这意味着医院必须设计一个高效的结构，使资源可以被合理分配，各部门之间的职责清晰，从而促进整体运营的顺畅。

第二，有效的指挥和管理是组织功能的另一个关键方面。在医院这样的复杂组织中，领导层需要确保各个部门和单位有序运作，每个部分都朝着共同的目标努力，以确保组织目标的实现。

第三，内部矛盾的解决和部门间关系的协调。医院内部可能存在多种潜在的冲突，如资源分配、部门间的合作等问题。组织功能应包括设计有效机制解决这些问题，保证组织内部和谐，降低功能损耗。

第四，信息的有效传递和沟通在任何组织中都是至关重要的。医院需要确保信息、观念和反馈能在组织内部迅速且准确地传递，以便快速响应内外部的变化和需求，这是组织能够统一思想和行动、提高决策效率的关键。

通过这四个互相制约的功能，组织不仅能提升内部运作效率，还能在更广泛的社会环境中有效地实现目标，从而确保长期的成功和可持续发展。这些组织功能的实施和优化是医院管理中不可或缺的一部分，对提升医院服务质量和满足患者需求具有重要意义。

（三）组织结构的类型

组织结构，是单位内部部门或职能区域之间的关系框架，决定了组织的指令流程、权力分配、任务协调和信息流动的方式。根据组织的目标、规模、行业和管理风格，组织结构可以有多种类型，以下是医院几种主要的组织结构类型，如图4-1所示。

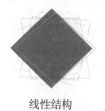

线性结构

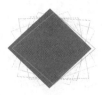

线性参谋结构

矩阵结构

图4-1　医院组织结构的类型

1. 线性结构

在组织的发展初期，线性结构通常被作为组织架构的基本形式。这种结构模式以其垂直的、层级分明的特点，构建了一个清晰的运作体系。在这一体系中，每一层级的领导人对下一层级负责，形成了一个自上而下的指令和责任流传递机制。每个级别向上汇报，职责和权力随着级别的提升而增加，形成了一个典型的"金字塔"式管理结构。

线性结构的显著优势在于其组织模式的简洁性和清晰性，使指令的下达和决策的执行变得迅速而直接。这种结构的直接性和明确性有助于加强管理控制，保证命令的一致执行，从而使整个组织能高效地运作。然而，尽管线性结构在组织初期可能极为有效，但随着组织的扩大和外部环境的复杂化，这种结构也面临着诸多挑战。首先，随着系统环境的复杂性增加，单一的领导层需要掌握广泛的知识和实践经验，以应对多变的外部因素和内部管理需求，使集中式的决策模式变得越来越困难。其次，当组织规模扩大，涉及的业务和管理层次增多时，进行有效的判断与决策变得更加复杂和艰巨。最后，集权化的决策过程可能导致高级管理人员过多地涉入日常管理事务，从而忽视对战略性、全局性问题的考虑。

因此，虽然线性结构在组织管理中提供了基本的框架和指导原则，但是随着组织的成长和外部条件的变化，组织可能需要对这一传统结构进行调整或改革，以使其适应更复杂和动态的运营环境，确保组织的持续发展和效率提升。

2. 线性参谋结构

在传统的线性结构基础上，线性参谋结构（也称"线性职能结构"）的发展为组织带来更高效的管理模式。这种结构在维持线性管理的单一领导线和明确的命令链的同时，引入了参谋或职能部门。这些部门专门负责为领导层提供必要的信息和决策支持，也直接对下属部门进行任务分配和反馈。

线性参谋结构的引入，使领导者能够在保持对组织的集中控制和统一指挥的同时，通过职能部门分担日常管理的压力。这些职能部门如办公室、信息科、人事科、财务科、医务科、护理部等，在我国的医院中尤为常见，它们各自承担着特定的职责，帮助领导层优化决策过程，确保信息的准确传递和执行效率的提升。例如，人事科负责员工的招聘、培训和职业发展，财务科处理预算和财务报告，医务科和护理部保证医疗服务的质量。这样的职能部门不仅是执行命令的机构，更是参与决策过程、提供专业意见和解决方案的重要力量。通过这些部门的专业操作，领导者可以更加聚焦策略性决策和组织目标的实现。

线性参谋结构的优势在于获得了职能部门的专业支持，使组织在追求效率和效果的双重目标间取得平衡。这种结构模式为医院等复杂组织提供了一种既能保持领导权威，又能灵活应对各种管理挑战的有效方式，特别是在处理复杂的医疗和行政事务时显得尤为重要。

3. 矩阵结构

矩阵结构，又称为"纵横交叉结构"，是一种在传统的线性结构及线性参谋结构基础上发展而来的更复杂的组织形态。它通过引入一个横向的领导系统，融合纵向的指挥和职能关系及横向的协作与目标导向关系，形成一个多维度的管理框架。这种结构特别适合需要快速响应市场变化和技术创新的组织，如医院、科研机构和大型企业。

矩阵结构的核心优势在于其灵活性和跨部门协作能力。在这种结构中，员工可能同时向多个经理报告，这些经理可能负责不同的项目或职能领域。这样的安排促进了资源的最优配置，使组织能更有效地对复杂和多变的任务进行管理。此外，矩阵结构允许多个维度的决策和沟通路径，不仅增强了部门间的联系，还提高了组织的适应性和创新能力。在医院等医疗机构中，一个医生可能同时参与多个科室的项目，而科室之间则需要频繁沟通协作，共同完成患者的治疗和研究任务。尽管矩阵结构增强了组织的多功能性和适应性，但带来了管理上的复杂性。例如，员工可能会面临来自不同部门的矛盾指令，而员工则需要在多个项目及团队间平衡资源和优先级。因此，有效的沟通和协调机制对矩阵结构的成功运作至关重要。

在实践中，许多医院采用了线性参谋结构与矩阵结构的组合，以便同时发挥两种结构的优点，增强组织的灵活性，提高组织的整体效率。通过这种混合结构，医院能够在维持清晰的行政管理体系的同时，促进跨专业团队的合作与创新。

二、医院组织机构的设置

（一）医院主要构成部门

组织机构是医院运营效率和服务质量的基石，一般由多个关键部门组成，以确保全面且专业的医疗服务的提供。这些部门根据功能和服务内容的不同，可以大致分为诊疗部门、医技部门、护理部门、管理部门以及党群部门等几个主要类别，如图 4-2 所示。

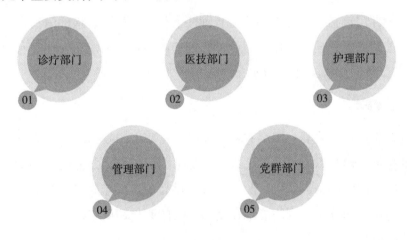

图 4-2 医院主要构成部门

1. 诊疗部门

诊疗部门是医院的核心业务单位，涵盖内科、外科、妇科、儿科、中医科、五官科等专业科室，以及急诊科和预防保健科等科室。这些科室承担着医院的主要医疗任务，包括住院、门诊和急诊服务，是直接面向患者提供诊断和治疗服务的部门。

2. 医技部门

医技部门提供必要的技术支持，包括药剂科、营养科、放射科、检验科、病理科、麻醉科、手术室、理疗科、体检科、消毒供应部等。这些部门装备了先进的医疗设备，专门从事医学检测和治疗技术工作，为诊疗部门的医疗活动提供技术和设备支持。

3. 护理部门

护理部门负责提供全面的护理服务，包括临床护理、保健护理及医技护理等，覆盖了病房护理、门诊护理等方面。护理部门在护理部的统一领导下，形成了完善的护理工作体系，确保患者在医院中得到系统的护理和关怀。

4. 管理部门

管理部门包括行政管理和业务管理两大板块。行政管理部门负责人力资源、财务和物资管理等工作，而业务管理部门则聚焦医疗和护理等专业领域的管理，以提升医院的整体运营效率和服务水平。

5. 党群部门

党群部门包括党委、工会和共青团等，这些组织发挥着连接党政与职工群众的桥梁作用，致力提升职工福利、加强内部团结，并推动医院文化的建设。这些部门的协调运作是医院能高效提供高质量医疗服务的关键，通过这样的综合协作和分工，医院能够在复杂多变的医疗环境中稳步发展，优化患者体验，提升治疗效果。

（二）医院管理辅助组织

医院为了提高管理质量和效率，除了设立主要的职能科室外，还会根据管理需求和特定职能设立各种管理委员会，这些委员会作为辅助管理组织，在医院运营中扮演着至关重要的角色。这些委员会的设置，旨在增强部门间的横向协调能力，提供专业咨询，通过民主管理方式集合广泛意见，优化决策过程。

医院内部的各种委员会分为多个类型，每个类型都针对特定的管理领域，以确保医院各方面的运作能达到最高标准。学术委员会在院长的直接领导下，负责医院的技术建设、教育培训、科学研究、新业务的开拓、技术标准的设立以及业绩考评等工作。学术委员会还提供技术咨询，以确保医院的学术和技术水平与行业标准同步。医疗事故鉴定委员会（医疗安全委员会）关注医疗事故的鉴定和讨论如何防止医疗不安全因素，对于提高医疗服务的安全性至关重要。药事管理委员会负责审定医院使用的药品种类，进行临床药学研究，并且管理药品质量，确保患者用药的安全与有效。病案管理委员会拟定病案书写及管理标准，统一疾病及手术名称，审核医疗表格，并且对病案质量进行检查分析，有助于提升医院整体的医疗记录管理水平。预防感染委员会讨论和拟定医院卫生学管理制度与标准，执行检查和监督工作，以防控医院内感染，保障公共卫生安全。医疗监督委员会由地区相关部门的代表和基层合同单位的人员组成，负责监督医院的医疗护理质量、服务态度、医德医风和收费管理。对于委员提出的批评和建议，医院需要认真执行并及时响应。这些委员会的存在和运作，不仅提高了医院的管理效率和服务质量，也增强了医院对内外部挑战的应对能力，使医院能在复杂多变的医疗环境中稳定发展。

（三）医院的病床编设

1. 病床编设

　　在中国的医院管理实践中，病床的规划与配置是确保医院运营效率和专科发展的重要因素。合理的病床编设不仅关乎医疗服务的质量，也直接影响医院的经济效益和管理效率。一般来说，城市综合性医院的病床数建议控制在 500 ～ 600 张，这一规模有助于平衡医院专科发展需求与经济效益。病床数量的设定过少可能会阻碍某些专科的发展，影响医院的经济规模效应，而过多的病床可能导致管理上的复杂性增加，降低运营效率。对于具有专科特色和在省市层面重点发展的医疗中心，尤其涉及医疗、教学、研究及预防保健的综合性机构，病床数量可以适当多一些，以满足多方面的业务需求，但通常建议不超过 1000 张，以保证管理的可控性。

此外，综合医院在分科病床的编设上，需要根据各科室的具体需求和医院整体的战略发展规划调整。各科室病床的数量比例应当基于医院的服务对象、专科需求及发展方向确定。我国根据多年经验制定的床位配置比例，为医院管理者提供了一个参考框架，如表 4-1 所示。

表 4-1　综合医院各科室床位配置比例

单位：%

科别	内科	外科	妇产科	儿科	中医科	传染科	五官科	皮肤科	合计
床位配置比	30	25	15	10	5	6	7	2	100

表 4-1 不包括产科的婴儿床和急诊科的观察床，各科室在具体操作中可以根据本地区和本院特点适当调整。

2. 医院门诊量与病床的比例

在我国医疗体制下，医院门诊量与病床的比例是一个关键的运营指标，直接影响医院的运营效率和医疗服务质量。根据 1978 年卫生部发布的《综合医院组织编制原则（试行草案）》，建议病床数与门诊人次的比例为 1∶3，这一比例被认为是适应我国实际情况的合理指标，旨在确保医院资源的充分利用，同时避免过度拥挤，保持医疗服务的质量。合理的病床与门诊量比例不仅关系到医院的经营状态，还影响患者的就医体验。

第二节　医院的信息管理

一、医院信息的基本概念

（一）医院信息

在医院的日常运作中，信息的作用是不可忽视的。医院信息，是指在医疗环境中产生和流通的各种数据与消息，这些信息通常与医院的活动紧密相关，并且在医疗服务、护理、教学、研究和管理等多个领域不断产生与应用。医院信息的种类繁多，包括但不限于症状描述、体征记录、医嘱、医学图像、检验报告、治疗指标、数据分析、情报收集、计划编制、文件处理及指令下达等。

医院信息主要可以分为医疗信息、管理信息和科技信息。医疗信息涉及患者的诊疗数据，管理信息关乎医院运营的各项决策支持数据，而科技信息包括医学研究与技术发展相关的数据。这些信息在医院中的流通和处理对于提高医疗质量与服务效率至关重要。

信息在现代医院系统中扮演的角色尤为重要，因为它直接关系着医院的运营效率和服务质量。信息的流畅传递与有效利用能极大地提高医疗工作的准确性和时效性，也是医院管理决策的基础。不仅如此，信息技术的应用还帮助医院优化资源配置、增强患者服务体验、提升医院的整体竞争力。因此，医院信息系统的建设和管理成为现代医院管理中的一个重要方面。信息系统的高效运作不仅能保障医疗数据的准确无误，还能确保这些数据及时地支持医疗决策和医院日常运营。此外，医院需要持续投资信息技术，以保证信息系统的现代化和信息安全，确保对敏感数据的保护，也满足医疗监管和法规的要求。

（二）医院信息的作用

医院信息系统在确保医疗机构高效运营中起着至关重要的作用。作为医院运营的核心资源，信息不仅是管理活动的对象，也是实现这些管理活动的关键工具。这一系统的功能多样，涵盖从日常管理到战略决策的多个方面。

第一，医院信息系统提供了一个必要的资源库，支持医院管理的所有方面。通过集中存储详细的患者数据、医疗记录、药品库存以及财务信息，信息系统确保所有关键信息都可以用于支持决策和优化医院运营。此外，信息本身作为一种资源，对于医院管理层来说是不可或缺的，因为，它们依赖这些数据监控医院的整体表现并制定相应的改进措施。

第二，信息是医院制订计划和预测未来需求的基础。通过分析历史数据和当前趋势，医院可以预测未来的服务需求、资源配置以及潜在的市场变动，从而做出明智的战略决策。例如，通过分析过去的患者就诊模式和疾病发展趋势，医院可以优化服务，提前准备必要的医疗和人力资源。

第三，医院信息是管理中组织与协调的重要手段。有效的信息流通能确保各部门之间的无障碍沟通，促进跨部门的合作，同时加强管理层与基层员工之间的互动。这种组织上的协同工作对于提高医院的服务效率和响应速度至关重要。

第四，作为实施有效控制的工具，医院信息系统能使管理者实时监控医院的各项运营指标，及时发现问题并采取措施进行调整。例如，通过实时追踪药品使用和库存状况，医院可以有效地控制成本并防止资源浪费。

（三）医院信息的主要内容

医院信息系统中的数据和信息是多方面的，涵盖医疗、管理和科技三大关键领域，这些信息对于医院的日常运营及长期发展至关重要。详细地了解这些信息可以提高医院的服务质量、管理效率和科研能力。

医疗信息是医院信息系统中的核心部分，包括患者的基本诊疗资料、各类医技检查结果、治疗方案的具体数据（如药物剂量和治疗方法）、护理相关信息、营养配餐情况以及药物监测和重症监护的相关信息。这些信息确保医疗服务的连续性和个性化，同时为临床决策提供支持。在管理信息方面，医院需要处理的数据包括但不限于组织结构、人事档案、诊疗设施和设备的配置、医疗安全政策、内部感染控制、业务发展项目以及相关的医疗质量评估指标。这些信息不仅支持日常的行政管理任务，也涉及医院的战略规划和质量控制。科技信息主要包括医学研究和技术发展的相关数据，如科研项目管理、学术活动、图书期刊以及其他文献资料。这类信息的管理和应用对于推动医院的科研创新、维持技术领先地位具有重要作用。

对于医院来说，整合和有效管理这三大类信息不仅是提升治疗效果和患者满意度的手段，也是确保医院能在竞争激烈的医疗行业中保持竞争力的关键。医院信息系统的高效运作是实现这一目标的基础，通过对这些信息的精确处理和实时更新，医院能够优化其内部流程，提高服务质量，并在科研和教学上取得显著成效。

（四）医院信息工作的要求

为确保信息管理系统有效支撑医院的运营和服务，医院必须遵守几项关键的操作要求。

第一，医院必须建立一个科学和高效的信息管理机构，配备高素质的信息管理专业团队。这个机构不仅负责日常的信息收集、存储和保护工作，还要对信息进行深入分析和综合处理，确保从大量数据中提炼出有价值的信息，支持医院管理和决策。这要求信息团队不仅要具备医学和技术知识，还要拥有数据分析的能力。

第二，信息科需要不断优化医院的信息收集和处理流程。这不仅包括基础的数据搜集工作，更重要的是对这些数据进行科学的分析、综合和归纳，以便为医院领导层提供准确的决策支持。这意味着信息科的工作重心应从单纯的信息收集转向更高层次的信息加工和知识生成。

第三，为了保证信息的及时传输和反馈的精确性，医院信息管理的手段必须逐步现代化。这包括采用先进的信息技术和系统，如电子医疗记录系统、医院信息系统等，实现这些系统的全面集成，从而提升信息流通的速度和准确性。现代化的信息技术不仅能减少手动错误，还能加快信息处理的速度，提升整体的工作效率。

总之，医院信息工作的核心在于建立健全的机构，培养专业的团队，并且不断提升信息处理的技术能力。这些要求共同作用，以确保医院在信息时代中有效管理和利用关键数据，优化医疗服务和内部管理，最终实现提升医院整体运营质量和服务水平的目标。

二、医院信息处理

（一）医院信息处理简述

在现代医院管理系统中，信息处理扮演着核心角色，涉及信息的收集、加工、传输、存储和检索，对提高医院运营效率和医疗服务质量至关重要。随着科技的迅猛发展，医院信息处理已经从早期的人工操作过渡到依靠先进技术的自动化处理，尤其是计算机技术的应用，极大地提升了处理速度和信息准确性。

信息处理的过程始于信息的收集，不仅包括患者的临床数据，也涵盖医疗设备的运行数据和医院运营的各种行政信息。一旦收集完毕，这些信息就要通过计算机系统进行有效加工，转换成可以用于进一步分析和决策的格式。现代医院广泛应用的技术，如传感技术、通信技术以及各种软件应用程序，都是处理这些信息的关键工具。在信息的传输阶段，确保数据的安全变得尤为重要。利用加密技术和安全协议保护数据免受未授权用户的访问是当代医院信息系统设计的一个重要方面。随后，这些信息将被存储在电子数据库中，这些数据库不仅能保证信息的长期保存，还支持高效的数据检索和备份。检索和输出是信息处理的最后阶段，关键在于快速准确地获取所需信息并将其呈现给相关决策者。在这一阶段，高效的数据管理系统和用户友好的界面设计是至关重要的，它们确保医务人员与行政管理人员轻松访问和使用信息，从而在日常操作和紧急情况下做出快速响应。

（二）医院信息流

医院信息流的管理和优化是确保医院各项业务顺畅运行的关键因素。信息流，是指在医院日常操作中流通的各种指令、数据、计划文件和情报等，与物流和人流一同构成医院系统活动的三大流动要素。有效的信息流不仅支持医院的基本运作，还对物流和人流的效率及方向有决定性影响。

在医院中，信息流的主要功能是实现组织的控制、协调和指令传达。通过信息的持续传递与反馈，医院能够确保所有部门与单元在共同的目标和规则下协同工作。这种信息流动的特点是双向的，涵盖信息的上行过程和下行过程，即从管理层到基层的指令传达以及从基层到管理层的情况反馈，保证了决策的及时性和适应性。纵向信息流动涉及医院内部结构，包括管理层对医疗、护理和其他部门的指导与反馈，以及基层对上级的报告和需求表达。这种信息流动是医院日常管理和操作的基础，支撑了医院内部的决策制定和执行。横向信息流描述了医院与外部实体之间的信息交换，如与其他医院、卫生部门、保险公司及供应商之间的通信。这种流动不仅关乎医院的外部合作和资源获取，也涉及医疗知识和技术的交流，是医院对外开放性和合作能力的体现。

为了保证信息流的高效性和准确性，医院需要采用现代化的信息技术和系统，如电子医疗记录系统、医院信息系统和其他通信技术。这些技术不仅加快了信息的传递速度，也提高了数据处理的精确度，同时保障了信息的安全。

（三）医院信息处理的内容

医院信息处理是医院运营管理中的关键环节，其内容包括信息的收集、加工、传输、存储、检索和输出六个基本步骤。这些步骤确保医院能有效地处理和利用信息，支持日常运营和决策制定，从而提高医疗服务的质量和效率。

1. 信息收集

信息收集，涉及从临床、行政等多个渠道获取原始数据。这些数据的全面性和准确性直接影响后续信息处理的质量，因此，确保信息收集的系统性和全面性至关重要。

2. 信息加工

信息加工，包括对收集到的原始数据进行分类、排序、计算和分析等多种操作。这一阶段的目的是将原始数据转化为有用的信息，便于管理者和医疗人员进行决策支持及医疗活动的指导。这些信息的加工处理需要依据医院的管理需求进行，以确保信息的实用性和相关性。

3. 信息传输

信息传输，是医院信息系统的动脉，负责将加工后的信息在医院的不同部门和层级之间进行流通。有效的信息传输系统能确保信息快速、安全地流动，进而提高医院的运营效率。

4. 信息存储

信息存储是医院信息系统的一个关键环节，涉及将处理过的信息进行系统化存储，以便未来查阅和使用。医院常用的存储内容包括病历、治疗记录、行政文件等，这些信息尤为重要。

5. 信息检索

检索机制允许医院人员快速地从大量存储的信息中找到所需数据。一个高效的信息检索系统可以大大提高医院的工作效率，特别是在需要快速做出医疗决策或处理紧急情况时。

6. 信息输出

信息输出，关乎将处理和存储的信息以报表、文件或其他形式提供给使用者。这一步骤确保信息能够在正确的时间、正确的格式提供给正确的人员，以支持医院的运营和服务提供。

医院信息处理的上述六个环节共同构成医院信息管理的完整过程，每一环节都需要精确执行，以保证信息流的效率和安全，从而支撑医院高质量的医疗服务和精细化管理。

（四）医院信息的传递方式

作为一个高度依赖信息流的机构，医院的信息传递方式对于保证医疗服务的效率和质量至关重要。随着技术的发展和医院管理需求的增长，医院采用了多种方法确保信息快速、准确地在组织内部传递。这些方法包括口头传递、文书传递、声像设备使用以及计算机应用等。

1. 口头传递

口头传递是最直接的信息传递方法，快速且便捷，适用于即时通信和紧急情况下的信息交换。医护人员在日常工作中频繁使用口头传递快速解决问题或传递紧急医疗指令。

2. 文书传递

文书传递作为传统且正式的信息交流方式，在医院中占据重要位置，包括使用申请单、报告单、联系单、诊疗处置单、医嘱单等各种文档和单据。这些文书不仅记录了详细的医疗和行政信息，在法律和规范上也具有重要意义，是信息准确性和正式性的保证。

3. 声像设备使用

声像设备的使用极大地增强了信息传递的效率和直观性。电话、对讲机、呼叫系统以及录音和录像设备都是医院中不可或缺的通信工具，它们使信息传递既迅速又方便，同时提供了形象和直观的信息交流方式。

4. 计算机和应用

随着信息技术进步，计算机在医院信息传递中发挥着越来越重要的作用。现代医院广泛采用计算机和网络技术处理及传递信息，包括电子医疗记录系统、医院信息系统等。这些系统不仅提高了信息处理的速度和准确性，还通过数据共享和远程访问功能，提升了医疗服务的可访问性和整体效率。

总之，医院信息的传递方式多样化，每种方式都针对特定的需求和情境，共同构成一个高效、灵活的信息流通系统。这些系统确保了医院在动态和复杂的医疗环境中维持高效运作，同时提升了患者满意度。

（五）医院信息处理的要求

在医院管理和医疗服务中，信息处理的效率和质量直接影响医院的运营效果及患者护理的质量。为此，医院信息处理系统必须满足几个基本但至关重要的要求：及时性、准确性、适用性和通畅性。这些标准确保信息在医院内部的流通和使用能支持高效的决策与优质的医疗服务。

首先，信息的及时性是医院信息处理的基本要求。在医疗和管理领域，及时获取和处理信息是必要的，因为很多决策和医疗行为都依赖实时数据。信息处理人员必须具备强烈的时间意识，确保所有数据和消息迅速被收集、处理并传达，以便及时做出反应，避免错失治疗时机或决策时机。其次，信息的准确性同样至关重要。准确的信息能真实反映医院运营和患者的实际状况，是制定有效医疗措施和管理策略的基础。医院必须严格把控信息处理过程，避免数据错误或误传，确保每条信息都准确无误。再次，信息的适用性要求信息内容具有实际的应用价值，符合医院及患者的实际需求。这意味着信息处理不应过度关注无关紧要的细节，而应集中于关键的、能够对医疗或管理活动产生积极影响的数据。最后，信息的通畅性强调在医院内部，各种信息必须能自由流通，无障碍地从一个部门传递到另一个部门。信息流通的畅通无阻是确保医院部门之间协调一致、高效运作的关键。

综上所述，医院信息处理的及时性、准确性、适用性和通畅性是支持现代医院系统高效运作的基石。通过满足这些要求，医院可以保证信息的有效流通和使用，从而提升医疗服务质量和管理水平，最终实现对患者的优质服务。

三、医学情报管理

（一）医学情报

医学情报，是医疗领域不可或缺的资源，涉及广泛的医学科学和技术知识，为医疗决策提供必要的支持。这种信息主要源自对医学科学的深入研究、最新发明以及理论创新，包括医学科技情报和医学科学情报，二者共同构成医学情报的广阔领域。医学情报在现代医疗实践中的作用至关重要，不仅促进了医学知识的传播，还促进了医学科学的应用与发展。这种情报通过各种形式传递，包括但不限于文献资料、实物资料、图像、符号，以及通过声波、光波和电磁波等物质载体的传播。这些载体确保了医学知识能被有效记录和广泛传播。在功能上，医学科技情报是医学情报的一个子集，专注医学科技的具体内容，包括新的医疗技术、治疗方法和药物研发等。医学科技情报必须具备新颖性、传递性、针对性以及社会性，确保其实用性和对社会的贡献。为了发挥医学情报的最大效用，医疗机构和研究组织必须采用高效的信息管理系统，这些系统能够处理和分析大量数据，提取有价值的医学科学和技术信息，支持临床和研究决策过程。此外，信息的及时更新和准确性是提高医疗服务质量和研究效率的关键。

（二）医学情报的作用

医学情报在现代医疗系统中扮演着至关重要的角色，作为科研、教学和临床实践的信息桥梁，不仅支撑着医学研究的深入进行，还为医疗实践提供指导和参考。医学情报通过收集、整理和传递最新的医学知识与研究成果，为医学领域的发展和创新提供了坚实的基础。这些情报活动的多样化功能使其成为医学领域不可或缺的一部分，其作用体现在多个方面。

第一，医学情报为医院管理和医疗政策制定部门提供了重要的决策支持。通过分析医学研究动向和最新医疗成果，医学情报能够帮助领导层更好地规划医院发展方向和制定相关的医疗策略，确保医院顺应科技进步和市场变化。

第二，医学情报对医务人员、科研人员以及教学人员来说，是获取新知和启发创新思维的重要资源。它不仅提供了医学科研的最新进展，还指明了未来研究的方向和焦点，促进了医学知识的广泛传播和学术交流。在医学项目规划和执行过程中，医学情报还起到了监督和反馈的作用。通过持续跟踪项目进展和效果，医学情报有助于及时发现问题并进行调整。

第三，医学情报能对未来的趋势进行预测，为医学研究和临床实践的调整提供科学依据。

第四，医学情报在医学文献的积累和编制中发挥着核心作用。它不仅有助于整理和保存医学知识，还有助于促进医学教材及参考书籍的编写和更新，推动医学领域的发展。

综上所述，医学情报的多方面作用使其成为医学领域发展不可缺少的支柱。有效的医学情报处理及利用策略不仅能提升医疗机构的研究能力和临床效率，还能促进整个医疗行业的进步和创新。因此，持续优化医学情报的管理和应用机制，对于推动医学科研、提高教育质量及优化临床决策等方面都具有深远影响。

（三）医学情报部门的任务

医院的医学情报部门承担着关键任务，旨在通过高效的信息管理和资源提供，支持医院的科研、临床和教育活动。这一部门的工作不仅包括信息的收集和分析，还涵盖信息的应用和传播，对医院的科研发展和服务质量提升具有重要影响。

医学情报部门负责根据医院的科研方向和具体研究课题，系统地搜集、整理和保存国内外的医学文献，以确保医院在进行医学研究和临床实践时，获取必要的背景知识和最新的科学发现，从而提高研究的质量和效率。

医学情报部门需要对医学领域的发展趋势进行持续的调研和分析。通过分析相关的指数和参数，医学情报部门能够为医院的研究团队与管理层提供详细的报告和科学价值高的情报资料，支持他们在科研和临床决策中做出更加明智的选择。

医学情报部门负责编纂医院的科研动态，包括正在进行的科研项目和已取得的科研成果。这不仅可以提高医院科研成果的内部知晓率，还支持这些成果的广泛应用和推广，增强医院的科研影响力。

医学情报部门积极参与国内外的医学科技情报交流活动，及时向医院内部宣传和报道最新的科学理论与技术。这一活动有助于医院走在医学科研的前沿，也增强了医院与外部科研机构的联系。

医学情报部门承担着提高医务人员文献检索能力的职责。通过组织培训和提供指导，医学情报部门帮助医务人员掌握现代的信息检索技术和评估医学文献的方法，从而使他们能独立地获取和利用必要的医学信息。

综合来看，医学情报部门在医院中扮演着至关重要的角色，其通过有效管理和利用医学情报资源，极大地支持了医院的科研和临床服务工作，对医院的整体发展具有深远影响。

（四）医学情报系统

医学情报系统是一个至关重要的综合平台，专门用来满足医学领域的信息需求，包括收集、整理、存储、传递和交流与生命健康科学相关的知识信息。这一系统不仅服务医学研究人员、临床医生和医疗管理人员，还涉及广泛的用户群体，包括学生、教育者和政策制定者，为他们提供必要的医学知识和信息。

医学情报系统的核心功能是从多样化的医学情报源中提取信息，经过精确的处理后，确保这些信息能及时、准确地传递给目标用户。系统内部的运作依赖人工操作和一系列精密的技术设施，这些设施包括但不限于数据库、在线访问系统、数字图书馆以及其他相关的电子资源。医学情报系统的设计旨在优化医学信息的流动性和可访问性，确保信息的及时更新和科学整合，从而支持医学领域的持续发展和知识创新。系统的有效运行不仅需要高质量的技术支持和设备，还需要专业的人员管理和维护这些资源，确保信息流通无阻、信息安全得到保障。此外，医学情报系统的建设也注重用户交互性和功能性的设计，提供友好的用户界面和高效的检索工具，使得用户能轻松获取所需的医学资料，具体来说，包括实现高级搜索功能、信息分类和标签化处理以及提供个性化的信息服务，如订阅最新的研究报告和行业动态。

医学情报系统的最终目标是形成一个全面、互联互通的信息交流网络，通过这一网络，医学信息能突破地理和时间的限制，有效支持全球医学科学的合作与发展。通过持续的技术更新和内容扩充，医学情报系统旨在成为推动医学进步和保障公共健康的关键工具。

四、医学图书资料管理

在医院中，医学图书资料的管理是支持医疗服务、教育培训和科研活动的关键组成部分。有效的医学图书管理系统确保了医学知识的保存、更新和传播，满足了医院日常运营和发展的需求。

医学图书资料管理的任务具体有以下几点，如图4-3所示。

图4-3　医学图书资料管理的任务

（一）收藏

医学图书资料的管理涉及精心的收藏工作。这一过程需要医院图书资料管理员或信息管理部门根据医院的核心医疗和研究领域，有计划地收集国内外的医学文献和出版物。特别是，对于医院的重点学科和研究方向，图书资料管理员应重点收集与之相关的最新研究成果和学术资料，确保医院获取行业前沿的知识和信息。此外，医学图书资料的收藏还应包括对已有资源的维护和整理，以确保这些资料的完整性和易用性。这不仅涉及实体书籍的妥善保管，也涉及电子资源的系统分类和更新。通过构建一个全面、系统的医学图书资料库，医院能够为医务人员、研究人员和学生提供一个良好的学习及研究环境，进一步提升医院的教育和科研能力。

（二）采集

医院图书资料的采集工作是确保医疗、教育和科研活动得以顺利进行的基础环节。图书资料管理员不仅要收集医学书籍和期刊，还要深入了解医院各科室和研究团队的具体需求，以便提供与之相关的资料支持。为实现这一目标，图书资料管理员必须定期与各科室进行沟通，了解他们在日常工作和研究中遇到的挑战及所需的专业资料，其中，包括对科室当前的研究课题、教学需求以及未来发展方向的深入掌握。基于这些信息，图书资料管理员应搜寻和采集国内外相关领域的最新书籍、学术论文和期刊，确保提供的信息能够反映最新的科研成果和行业动态。在采集过程中，图书资料管理员需要评估收集资料的科学价值和实用性，对资料进行筛选、整理和加工，以便用户更高效地获取和利用这些资源。此外，为了提升服务的质量和及时性，图书资料管理员还应采用现代信息技术支持其采集和管理工作，如使用高级检索系统和数据库，以及实现对电子资源的远程访问。完成采集后，图书资料管理员不仅要存储这些资料，还要主动向科研人员和医院管理者推荐具有参考价值的新资料，可能包括举办新书介绍会、编制月度或季度推荐书单，或者通过电子通信等形式发布图书新闻。

（三）编目

在医院图书资料管理系统中，编目工作是确保医学资料易于访问和检索的关键步骤。编目工作包括对新采集的书籍和期刊进行系统的分类及编录，建立一套科学且现代化的管理方法，从而极大地方便医疗专业人员快速找到所需信息。

为了高效地管理大量医学书籍和期刊，医院图书资料管理部门必须采用一套完整的分类编目体系。这个体系应当根据医学领域的特定需求设计，如按照医学专科分类，或者按照治疗方法、疾病类型等进行分类。这种方式可以确保每项资料都被精确地归档，并且能通过系统的逻辑和索引快速检索到。除了分类编目，图书资料管理部门还需要制作详细的题目索引。这种索引应包括关键词、作者名、书名及其他相关信息，以便医务工作者和研究人员通过多种途径查找到所需资料。题目索引的完整性与更新的频率直接影响图书馆资源使用的便捷性和效率。另外，医院图书资料管理部门还应利用信息技术优化编目和索引的功能。例如，采用电子图书管理系统（如图书馆自动化系统）不仅可以自动化处理编目数据，还可以通过网络使用户在任何地点都能访问电子索引和数据库。此外，这些系统通常具备高级搜索引擎和用户友好的界面，进一步提高了寻找和获取信息的速度与准确性。

（四）交流

为了促进国内外医学科学技术信息的广泛共享，弥补医院在医学文献资源方面的不足，医院必须加强与其他单位的协作，共同提高藏书资源的利用效率。通过建立一套高效的科技情报交流机制，医院可以实现与其他单位的资源共享，优势互补，确保最新的医学科学技术成果被广泛传播和应用。

第一，医院应当建立一个包括国内外最新医学科技资料的信息平台，让所有合作单位都能实时访问和使用这些资料。这不仅能提升医院的科研能力，还能为临床治疗提供更多的支持和参考。例如，医院可以通过定期组织科技情报交流会议，邀请领域内的专家学者分享最新的研究成果和技术进展，促进知识的深度交流和技术的快速转化。

第二，加强与其他单位之间的文献资源共享非常关键。医院可以通过互联网搭建一个共享平台，实现电子书刊和研究报告的在线访问，从而提高资源的可获取性和利用率。医院应当积极参与或发起成立一个医学科技情报联盟，通过联盟协议，确保每个成员单位都能在相互尊重版权的基础上共享彼此的资源。

第三，为了保持科技情报交流活动的活跃度，医院应定期评估交流活动的效果，并且根据反馈调整交流策略和方法。此举不仅能保证信息交流的有效性，还能不断优化和完善信息共享机制，使其更加符合现代医学科学研究的需求。通过这些措施，医院可以更好地利用国内外的医学科学技术资源，促进医学研究和临床实践的发展，最终提高医疗服务质量，造福广大患者。

（五）供应

为加快图书资料的流通速度和提高周转效率，医院可以采取一系列措施优化图书资料的供应和出纳流程，以高效地响应科研人员和医务工作者对各类资料的需求，并为他们的咨询提供有价值的答复。

医院图书资料管理部门可以引入先进的库存管理系统，利用自动化技术提升图书的出入库速度及准确性。库存管理系统支持实时库存监控，确保图书供应的及时性和准确性，减少缺少图书导致的服务延迟，并大幅降低人为错误，从而提升图书管理的整体效率。此外，定期对图书供应链进行优化，包括评估和选择更高效的供应商以及改进物流配送方式，缩短图书从采购到上架的时间，迅速满足科研人员和医务工作者的需求。增设图书咨询服务，专门解答读者在查找和使用资料时遇到的问题。同时，为了进一步提升图书流通的效率，医院图书资料管理部门可以推行灵活的借阅政策和多样化的借阅方式，包括引入电子图书和在线访问服务，使科研人员和医务工作者能够随时随地访问所需资料。通过举办科研人员和医务工作者培训及信息素养提升活动，提高科研人员和医务工作者利用图书资源的能力与效率。这些综合措施将有助于医院构建一个高效、便捷的图书供应和流通系统，满足广大科研人员和医务工作者的学习与研究需求，有效推动知识的传播和利用。

（六）辅导

医院图书资料管理部门通过教授有效的文献检索方法和技巧，让更多科研人员和医务工作者独立利用图书资源，从而提升图书资料的流通利用率，提高图书馆的整体服务效率和读者满意度。

医院图书资料管理部门定期举办文献检索技能工作坊，针对不同层次的科研人员和医务工作者提供定制化的培训内容。这些工作坊涵盖从基础的图书馆使用介绍到高级的在线数据库检索技术等多方面内容，确保每位科研人员和医务工作者都能根据自己的需求与技能水平找到适合的学习内容。此外，这些工作坊还提供在线教学资源和视频教程，使科研人员和医务工作者可以在任何时间自学，进一步方便他们掌握必要的文献检索技能。

五、病案管理

（一）病案的基本概念

1. 病案

病案，也被称作"病历"或"病史"，在中国传统医学中被称作"诊籍""医案"或"脉案"。1953年，卫生部召集的医政会议正式将其定名为"病案"。在国际上，病案通常被称为"医学记录"或"健康记录"，用以详细记录患者的健康和治疗情况。

2. 病案的作用

病案扮演着多重关键角色，从医疗实践到法律事务，其影响力广泛而深远。在医疗领域，病案为医生提供了制订精准诊断和治疗计划的基础。这些详细的记录有助于保障患者的健康，是医务人员在临床决策过程中不可或缺的参考资料。

①病案提供了一个系统的、真实的临床情况记录，不仅能展示疾病治疗的全过程，也为医学生和临床实习者提供了实际操作的学习材料。通过病例分析，医学生和临床实习者可以学习如何面对实际医疗情况，对于他们的临床技能和判断力培养至关重要。

②在科学研究方面，累积的病案资料极大地提高了研究的准确性和广度。通过分析这些数据，研究人员可以探索疾病模式、治疗效果以及潜在的医疗干预措施，进一步推动医学科学的发展和创新。

③病案在医院管理中同样发挥着重要作用。它们是监督和评估医疗质

量、医务人员业务能力的基础，也是医院内部信息交流的重要来源。通过系统的病案管理，医院能更科学地组织资源，提高服务质量，同时，为未来的医院发展提供数据支持。

④病案在医院统计和疾病预防工作中占据着核心位置。作为医疗业务统计的主要数据来源，病案不仅帮助医院了解治疗活动的数量和质量，还支持疾病防控和健康监测工作。这些统计分析结果能够指导医院调整策略，改善患者护理和治疗效果。

从历史角度来看，病案不仅记录了医院的发展历程，也反映了一定时期的社会健康状况和医疗技术的演进。这些记录为未来的历史研究提供了宝贵的第一手资料，揭示了医疗服务如何随着社会和科技的发展而变迁。

从法律角度来看，病案作为病情和治疗过程的详细记录，在处理医疗纠纷、伤残鉴定和法律诉讼中扮演了关键的证据角色。医疗机构在面临诉讼时，这些文档经常被用来证明医疗行为的正当性和合理性。

总之，病案在医疗、教育、研究、管理和法律等多个领域中发挥着不可替代的作用。有效的病案管理可以提高医疗服务的整体质量，促进医学教育和科研，同时保障法律事务的公正处理。

（二）病案管理业务知识

1.病案管理的基本任务

病案管理作为医院运营的核心部分，涉及诸多细致且关键的任务，以确保病案的准确性、完整性和安全性。其中，包括对所有病案的集中控制与监督，确保每一个出院（含死亡）患者的病案都能按时回收，并且进行必要的整理与审核。

病案管理的核心工作之一是确保病案的准确整理、查核、登记和索引编目，这些活动为病案的有效保管和快速检索提供了支持。此外，病案的装订和保管也十分关键，需要保证病案长时间的物理和数据的完整性。病案管理还扩展到了病案的供应与回收，特别是在临床、教学和科研工作中，病案管理部门应确保必要的病案能被及时供应和安全回收，支持医院的日常运作。

同时，病案管理部门还需要配合统计人员，对收集到的数据进行整理和分析，支持医院决策和医疗质量改进。病案管理的质量控制同样重要，其需要通过定期的病案书写质量检查，确保所有记录的准确性和合规性。保护病案信息的安全也是病案管理不可或缺的一环。为了满足医疗、教学和科研的需求，病案管理还包括配合进行随诊工作以及审核医疗表格和记录的打印前样本。如果门诊病案由挂号室负责，那么挂号室需要负责门诊病案的建立、供应、回收和保管等工作。病案管理部门还需要制定并执行一系列病案管理规章制度，确保每项流程都符合医院的标准和政策。通过这些系统化的措施，病案管理不仅支持了医院的日常运作，也提升了医院服务的质量和效率。

2. 病案管理委员会

病案管理委员会在医院中扮演着关键的顾问和协调角色，负责指导和完善病案管理的各项工作。病案管理委员会由业务院长主持，包括医务处（科）、各临床科的主任或资深主治医师、护理部主任以及病案室主任等关键部门负责人。作为一个专家咨询团队，病案管理委员会并不直接掌握执行权，但在医院职能结构中发挥着至关重要的咨询和协调作用。该委员会定期或根据需要召开会议，讨论和解决病案管理相关的各种问题。通过这些会议，病案管理委员会听取并整合来自不同部门的意见和要求，确保病案管理策略和实践能够满足临床与行政的需求。具体来说，病案管理委员会的主要职能包括制定和审定医院病案管理的规章制度，并监督这些规章的实施全过程，以保证病案管理的标准化和规范化。此外，病案管理委员会还负责协调病案管理人员与各科室之间的工作，确保信息和资源的有效流通。

在维护医疗记录的质量方面，病案管理委员会审定和统一医疗表格的使用，包括对表格的印制进行审批，确保文档的标准化。此外，病例诊断和手术名称的标准化也由病案管理委员会审定，以统一医疗记录和报告的语言。病案管理委员会还负责医院病案的质量检查和评价，包括病案书写和内容的质量鉴定。这一过程不仅提高了病案的整体质量，也保障了医疗服务的质量和安全。病案管理委员会还不断提出病案管理的改进措施和建议，以适应医疗环境的变化和挑战。病案室在委员会的指导下执行其决议，并定期向病案管理委员会报告病案管理的最新进展和成效，确保病案管理委员会的指导方针得到有效实施。通过这些系统的管理和持续的改进，病案管理委员会确保医院能够提供高质量的医疗服务，同时促进医疗管理的科学化和专业化。

六、医院计算机管理信息系统

（一）医院计算机管理信息系统的框架

一个完善的医院计算机管理信息系统一般包括以下子系统。

1.门诊管理子系统

门诊管理子系统是医院日常运作的关键部分，通过高效的信息管理和流程优化，确保了门诊服务的顺畅运行。该系统主要涵盖从挂号到收费的全过程，包括创建和维护每个就诊者的个人账户、管理挂号费用及诊断记录以及处理假条和门诊病历。在挂号环节，系统负责记录每个就诊者的基本信息，并且收取相应的挂号费。此外，门诊管理子系统还负责门诊病历的创建、调取和归还，确保医生能及时获取患者的历史病情记录，从而提供准确的诊疗服务。同时，系统能够进行门诊服务的数据统计，为医院管理和决策提供支持。在收费环节，门诊管理子系统采用预付款方式进行患者费用的管理。患者在接受服务前，在收款处预交押金，随后根据实际产生的医疗费用，在科室进行费用录入。治疗结束后，患者在收款处结账，系统将自动计算并核对费用，确保财务的准确性和透明性。整个门诊管理子系统的设计，旨在通过技术手段简化医院的门诊流程，减少患者等待时间，提高工作效率，并且通过精确的数据管理，为医务工作者提供操作上的便捷。这种系统化的管理不仅增强了患者的就医体验，也提高了医院的服务质量和管理水平。

2.住院管理子系统

住院管理子系统是医院内部管理中至关重要的一环，目的是优化住院患者的管理流程，确保患者入住和出院的各个环节都能高效、准确地进行。住院管理子系统涵盖了患者的基本信息管理、床位分配与使用情况跟踪以及住院期间费用的详细记录。系统在患者入院时会收集其基本信息，并根据患者的病情安排合适的床位。为了保证治疗过程中的财务管理，住院管理子系统实行预付款制度。根据患者的具体病情和预期治疗费用，系统会计算并要求患者支付一定数额的住院押金，以覆盖预期的医疗费用。在患者住院期间，所有治疗和服务产生的费用都会被科室及时录入系统。这样做既确保了费用记录的实时更新，也便于后续的费用核算和管理。当患者准备出院时，住院管理处会通过系统进行最终的费用结账，系统会自动核对已支付的押金与实际产生费用，确保财务处理的透明性和准确性。通过这种集成化的管理方式，住院管理子系统不仅提升了医院管理的效率，还优化了患者的住院体验。系统的有效运作减少了人工错误，加快了信息流转速度，使医院能更好地服务患者，也确保了医院运营的财务安全。

3. 药品管理子系统

药品管理子系统在医院运营中扮演着核心角色，通过多层级的管理流程确保药品的有效流通和合规使用。该系统的设计覆盖了药品从采购到使用的全过程，包括药品的库存管理、分配、审查和监管等关键环节。

系统中的总库管理负责药品的整体控制，包括进货、出库、调价以及进行库存和使用的统计分析。此外，药品管理子系统还负责设定和维护各级库存的限额，以确保药品供应的安全和稳定。在更具体的操作层面，药品管理子系统还涉及各级药库的日常管理，包括门诊和住院部的药房管理。系统通过处方或医嘱模式，不仅完成药品的划价，还进行处方的审查、配伍禁忌检查以及药品使用的统计分析。此外，药品管理子系统还支持查询核对功能以及个人药柜和其他科室药柜的药品备存管理，确保药品的恒定供应和合理分配。制剂管理是另一关键功能，包括监督临床药学的实践、药品检验和制剂的生产与供应。这一功能确保了药品在临床使用前的质量控制和制剂的标准化。药事管理聚焦药品相关的法规查询和合同管理。这一功能帮助医院确保所有药品活动符合当前的法律法规要求，同时管理与供应商的合同关系，保证药品采购的合法性和经济效益。

整体来说，药品管理子系统通过这些综合功能，不仅优化了医院的药品流程，也保障了药品使用的安全性和效率，对医院的日常运营和患者的治疗质量起到了决定性的支持作用。

4. 设备管理子系统

设备管理子系统是医院内部结构中的关键组成部分，专门负责医疗设备及器械的整体生命周期管理。这个系统确保了设备从采购到最终报废的各个阶段都能得到妥善处理，从而最大化设备的效用并确保医疗服务的连续性和安全性。在设备的管理方面，设备管理子系统涉及设备的购置计划制订、采购合同的签订以及设备的入库和出库管理。此外，维修管理功能确保所有设备能保持良好的工作状态，而报废管理则处理不再适用或过时的设备，确保医院资源的更新和优化。对于小型医疗器械及卫生材料，设备管理子系统同样提供全面的管理，包括制订购置计划、管理器械的存入和领用以及监控库存状况，确保这些重要资源的有效流通和使用。此外，设备器械的档案管理也是设备管理子系统的一部分。通过创建和维护详尽的设备档案，医院能够追踪每件设备的采购历史、使用情况和维护记录。这不仅有助于规范管理，还支持医院对设备性能和成本效益进行评估。

设备管理子系统通过这些综合的管理措施，不仅优化了医院的设备使用效率，也提高了服务质量，保证了患者安全。系统的有效运作减少了运营成本，提升了医院对于设备资源的控制和利用，确保了医疗活动的高效和连续性。

5. 后勤管理子系统

后勤管理子系统是医院运营中不可或缺的一部分，主要职责是确保医院的日常运作顺畅无碍。这一系统涉及多个关键方面，包括物资采购流程的优化、物资的储存、分发以及库存的持续监控。后勤管理子系统还负责员工福利用品与劳保用品的分发工作，不仅关乎员工的工作效率，更是医院文化和员工满意度的体现。在办公环境管理方面，后勤管理子系统负责办公耗材如打印纸、笔等的领用制度设计以及水、电、煤等基础设施的维护和日常管理，确保所有办公设施正常运作，为员工提供一个舒适高效的工作环境。维修管理也是后勤管理子系统的一部分，涵盖了从日常小修到设备大修的全方位维护服务，确保设备故障得到及时处理，减少对医院运作的影响。此外，车辆管理也是后勤管理子系统的重要组成部分，包括车辆的日常维护、调度和运营管理。有效的车辆管理可以确保企业内部和对外的物流、人员移动等需求得到高效满足，也能控制相关成本，提高企业运营的经济效益。

6. 信息管理子系统

信息管理子系统在医院运营中扮演着至关重要的角色，通过精确的数据收集与处理，支持医院各层面的决策制定与质量监控。信息管理子系统负责从各科室收集关键性能指标，如工作量、财务收支以及医疗服务的质量数据，为管理层提供实时的运营快照。此外，信息管理子系统还综合分析疾病模式、传染病趋势及职业病发状况等重要健康指标。通过对这些数据的深入分析，医院能够优化资源配置，如调整床位分配和消耗品的使用以及提升设备利用效率。这种统计数据不仅仅局限于当前情况，系统还能生成日常、月度、季度乃至年度的报表，并与历史数据进行对比分析，从而揭示趋势并指导未来的策略调整。同时，信息管理子系统对医院的其他经营活动进行数据分析，如营业收入的统计与分析，帮助管理层优化业务策略和提高操作效率。另外，信息管理子系统还提供了强大的查询和分析工具，供院领导和管理层使用。这些工具帮助领导层快速获取所需信息，进行数据驱动的决策，从而使医院在竞争激烈的医疗行业中保持领先地位。总体来说，信息管理子系统能够提供全面而精确的数据支持，是提高医院运营效率和服务质量的关键因素。

7. 经营管理子系统（含财务管理）

经营管理子系统在医院内部扮演着核心角色，专注于综合财务和资产管理，以确保经济活动的透明性和效率。该系统主要负责对医院总体及分科室的经济活动的监控，涵盖从收入监控到各项开支的详尽审查。此外，经营管理子系统还负责处理员工薪资，确保工资的准确无误与及时发放。在资产管理方面，经营管理子系统提供了全面的固定资产登记、跟踪和维护功能，有助于优化资产的使用寿命和投资回报。会计凭证的生成与成本核算功能也集成在经营管理子系统中，使得会计工作更加规范化，确保了财务数据的准确性和合规性。

通过经营管理子系统，医院能更好地掌握财务状况，有效地调整策略和预算，从而在激烈的市场竞争中维持稳健的财务表现。系统的应用不仅提升了财务管理的效率，也加强了对经济资源的控制，对医院的长远发展至关重要。经营管理子系统的运用大大提高了医院管理层的决策质量，为提供高质量的医疗服务奠定了坚实的财务基础。

8. 病案管理子系统

病案管理子系统是医院信息系统中至关重要的一环，功能设计旨在优化病案信息的整理、存储与查询。该系统通过采用国际通用的疾病分类编码，有效地组织并存储病案首页信息，确保数据的标准化和可追溯性。此外，病案管理子系统还提供了灵活的查询功能，允许医疗人员根据多种条件快速检索病历资料，以支持临床决策和医疗研究。另外，病案管理子系统还具备强大的数据处理能力，可以对收集的病案信息进行详细的统计分析。通过这些分析，医院可以获得关于病例分布、治疗效果及其他关键医疗指标的数据，有助于提升医疗服务质量和病患管理效率。病案数据的打印功能也支持医院在需要时创建物理记录，便于归档和长期保存。

9. 医疗、护理管理子系统

医疗、护理管理子系统致力提升医院的服务质量和操作效率，通过一系列综合功能支持医疗和护理服务的优化。该系统管理医护人员的技术档案，包括他们的资格认证、技能水平及培训信息，确保所有人员符合提供优质医疗服务的要求。此外，医疗、护理管理子系统强调对医疗和护理过程中可能发生的差错事故进行详细的记录和分析。通过这种方式，医院能识别潜在的风险因素，采取预防措施，从而降低未来的差错发生率。医疗、护理管理子系统还包含一个质量考核模块，对医护人员的工作效果进行评分和分析，这些数据帮助管理层进行绩效评估和持续质量改进。医疗、护理工作量的统计功能允许医院监控服务提供的数量和质量，确保资源得到合理分配，优化工作流程。通过这些综合管理工具，医疗、护理管理子系统不仅提高了医护工作的透明度，还增强了医院对服务质量控制的能力，为患者提供更安全、更高效的医疗服务。

10. 劳动人事管理子系统

劳动人事管理子系统是为了优化人力资源管理设计的，以确保职工信息的有效组织和管理。该系统全面记录每个员工的基本信息，包括姓名、教育背景、专业职称及其在组织中的具体职务。此外，劳动人事管理子系统还跟踪记录员工在职业生涯中的岗位变动及相关的人事活动，以便人力资源部门高效管理人员配置。劳动人事管理子系统提供的数据支持帮助管理层对员工的配置和职业路径做出更明智的决策。通过维护这些详细的员工档案，医院能够确保对员工的技能和资格有准确的了解，从而在需要时能快速响应并适当调配资源。这种集中化的信息管理不仅提升了人事操作的效率，还增强了对人力资源政策执行的监控和控制能力。总体来说，劳动人事管理子系统通过其高效的信息处理和存储功能，为医院提供了一个强大的工具，以支持复杂的人事管理需求，从而促进医院的战略目标和运营效率。

（二）医院计算机管理信息系统的维护

1. 硬件维护

硬件维护涉及计算机及其相关设备的常规保养以及在出现故障时的维修。维护工作的核心是遵循详尽的操作标准，确保设备在适宜的环境中运行。为了保证计算机系统稳定和高效运行，必须确保设备所在环境远离直接日光照射、水源和强磁场的干扰。此外，定期清洁设备和工作区域也是硬件维护的重要组成部分，有助于防止灰尘积累可能导致的故障或性能下降。维护人员必须具备专业知识，以便在系统出现故障时迅速诊断问题并进行有效修复。这些措施的应用可以极大地延长硬件的使用寿命，并确保系统运行的安全和效率。

硬件维护不仅关乎技术的修复和保养，还包括创建和维持一种环境，使计算机及其周边设备在最佳状态下工作，从而为用户提供持续的、高质量的服务。这对于任何依赖现代计算机技术的医院来说，都是基础且关键的任务。

2. 软件维护

软件维护是确保计算机系统长期稳定运行的关键活动，涵盖数据安全、防病毒措施、权限管理以及系统优化等多个方面。首先，建立健全的数据备份策略至关重要。这不仅涉及定期将重要数据备份到安全的存储介质中，还包括在发生系统故障或数据丢失情况时，能迅速恢复操作，最大限度减少因数据丢失带来的损失。其次，防止计算机病毒的侵袭是软件维护的另一个重要组成部分。这要求医院避免使用来源不明的软件或媒介，尤其是在商业环境中，应严禁在工作计算机上安装和运行非授权的电子游戏或应用程序，因为这些软件或程序是病毒传播的潜在途径。同时，安装和定期更新防病毒软件也是保护系统安全不可或缺的措施。为了进一步提高系统的安全性，设置多级访问密码，定义不同用户的操作权限显得尤为重要。通过这种方式，系统管理员可以控制用户访问敏感数据，保护信息免受未授权用户访问的威胁。最后，软件系统需要不断地根据实际使用情况进行评估和调整。这包括对现有功能的优化、对发现问题的及时修复以及根据用户反馈调整系统配置。这种持续的改进过程确保了系统适应日益变化的工作需求，提高整体的工作效率和用户满意度。

总体来说，软件维护是一个涉及技术、策略和持续改进的综合过程。通过实施这些策略，医院不仅可以保证其信息系统的稳定性和安全性，还可以确保技术环境支持其业务目标的实现，从而在激烈的市场竞争中保持竞争力。

第三节　医院的后勤管理

一、医院后勤管理相关概念

（一）医院后勤

医院后勤是医院日常运营中至关重要的一部分，涵盖总务物资管理、综合服务管理、建筑管理以及环境管理等多个方面。后勤服务确保了医院在提供医疗服务的同时，维持其所有运营活动的顺畅进行。这些活动不仅包括基本的生活支持系统，如供应食物、衣物、住宿和交通，还涵盖水、电、煤气以及调控室内温度所需的冷暖设施。

后勤部门是医院三大核心系统之一，它的有效运行为医疗和护理工作提供了坚实的基础。此外，医院后勤工作具有预见性，需要提前规划和响应未来的需求，也需要具备高度的经济效率，以控制成本并优化资源分配。后勤服务的社会性和服务性特质要求其在所有操作中都以患者及医护人员的需求为中心，提供主动、周到的服务。

在具体实践中，后勤部门应当从医院的整体利益出发，设计和实施一系列策略，以提高服务效率和质量。例如，通过采用现代化的物资管理系统，后勤部门可以确保医疗物资及时供应，并且按需分配。同样地，通过更新和维护医院的基础设施，如供电和供暖系统，后勤部门可以提高医院环境的舒适性，为患者和工作人员创造一个更好的治疗及工作环境。后勤部门还需要处理诸如资金流管理、预算编制和财务报告等财务任务，这些都是确保医院财务健康的关键活动。通过有效管理这些基本但至关重要的后勤任务，后勤部门不仅支持了日常的医疗活动，还为整个医院的可持续发展奠定了基础。

（二）医院后勤管理范畴

医院后勤工作是确保医疗机构全面顺畅运营的关键支撑系统，涉及多个关键领域和细致任务。在后勤管理中，主要职责包括但不限于财务和经济运作的管理，这两个方面是后勤工作的重要基石，确保医院在预算内高效运行，同时保持财政健康和透明。

在设施管理方面，后勤部门负责医院建筑的规划、建设和维护，包括对仓库、房产和家具等的管理。医院的设备管理也由后勤部门负责，包括设备的采购、日常保养和维修，以确保医疗操作的无间断进行。在物资管理方面，后勤部门承担着采购、存储和供应的任务，确保所有医疗和非医疗物品能满足医院需求。供热、制冷、供电及水务管理也是后勤工作的重要组成部分，这些基础设施的维护直接影响医院环境的安全和舒适性。医院后勤同样承担着生活供给和环境维护的职责，包括食品供应、环境卫生、绿化美化以及废物处理。安全保卫也是后勤部门的重要任务，包括维护医院的秩序安全和管理特定设施。对于特定需求，如动物饲养的管理也属于后勤部门的职责范畴，在医院进行医学研究和教学活动时尤为重要。此外，后勤部门还负责其自身人员的培训和发展，确保团队成员具备必要的技能和知识，以适应不断变化的医疗后勤需求。为了持续优化后勤服务，后勤部门还致力管理体制的完善和规范化，探索后勤管理的最佳实践。这包括采用科学的管理方法和工具，以提高效率和服务质量，确保后勤支持能满足医院日益增长的运营需求，从而在医疗服务的每一个环节发挥关键的支持作用。这一系列综合而多元的工作内容体现了医院后勤在医院整体运营中的核心地位。

医院后勤管理涉及利用现代管理理论与实践，对医院内部的各类支持活动如设备管理、物资供应、总务处理及财务运作等进行系统化的优化。后勤管理领域结合了医学科学和管理学的原则，发展成一门多学科交叉的应用科学，已经成为医院管理领域的一个重要分支。后勤管理的核心目标是确保医院的资源（包括财务和物理资源）被有效利用，从而最大化其效益。通过科学的方法管理这些资源，医院能够提高服务质量，同时提高运营效率，对于提升患者满意度和优化医疗服务至关重要。在实践中，后勤部门不断借鉴先进的管理技术和工具，如数据分析、供应链优化和财务管理软件，以适应快速变化的医疗环境。这种综合性的管理策略不仅强调成本控制和效率提升，也关注提供持续改进和支持医疗核心活动的策略。此外，有效的后勤管理还需要考虑员工的培训和发展，确保后勤团队有必要的技能和知识应对日益复杂的医院运营需求。通过定期的专业发展和技能提升，后勤人员能更好地支持医院的整体运行。随着医疗行业的发展，医院后勤管理也在逐渐形成一个新兴的学科领域，不断探索和整合跨学科的知识，以推动后勤服务的创新和改进。这种跨学科的融合不仅加强了医院后勤管理的理论基础，也为实际操作提供了更有效的策略和方法。

总之，医院后勤管理通过综合应用现代管理学的理论和方法，旨在提升医院的资源利用效率和服务质量，其重要性在于直接影响医疗服务的成效和患者的最终治疗结果。后勤管理领域的发展和完善，对提升医院整体服务质量和实现可持续发展具有决定性意义。

二、医院后勤管理的具体内容

（一）医院总务管理

医院总务管理是确保医疗人员能在最佳条件下工作和生活的关键支持系统。随着医院的现代化进程和医疗模式的演变，总务管理正在成为一门自然科学与社会科学知识相结合的综合性管理学科。医院总务管理的核心任务是后勤管理部门提供全面的生活保障服务，包括食品、住宿、工作环境等，确保医护人员专注于提供高质量的医疗服务。

在当今的医疗环境中，总务管理的角色尤为重要。它不仅涵盖基本的设施和物资管理，还包括更广泛的知识领域，如营养学、烹饪学、心理学和健康经济学等，这些都是为了更好地满足医院职工的生活和工作需求。总务管理的现代化发展，要求后勤管理者具备多学科的知识背景，能在快速变化的医疗行业中进行创新。为了提升总务管理的效率和效果，医院需要对总务管理体系进行优化，包括建立清晰的管理制度、加强总务团队的专业培训以及明确各个工作岗位的职责和操作规范。通过这些措施，总务管理不仅能更加规范和科学，也能更好地支持医院的整体运作。此外，总务管理的现代化还涉及利用技术手段，如信息系统和自动化工具，提高服务质量和管理效率。例如，通过电子化管理系统，医院可以更有效地跟踪物资使用、维护设施和处理日常事务，从而减少浪费和提高响应速度。

综合来看，医院总务管理是构建现代化医院不可或缺的一部分。它不仅确保了医院职工的日常生活需要得到满足，还通过提供一个高效、有序的工作环境，进一步提升了医院的整体服务质量和工作效率。总务管理的不断发展和创新，将继续推动医院向更高效、更人性化的方向发展。

（二）医院物资管理

医院物资管理是医疗机构中至关重要的一环，负责确保医院日常和特殊运作所需的各类物资的采购、储存、分配和维护工作。物资管理领域遵循国家相关的政策与法规，并与医院的运营规律紧密结合，以支持医院的医疗服务、科研、教学及预防工作顺利进行。

在医院体系中，物资管理是支持系统的核心组成部分，对医院的稳定运行起到了基石作用。从药品到医疗器械，从日常消耗品到高价值设备，每项物资的管理都需要严格监控，以确保这些资源在需要时及时供应，同时维护其效率和质量。医院物资管理的现代化涉及采用高效的物流管理系统、实现信息化管理以及采纳最佳的采购策略。这些管理活动通过优化供应链，不仅减少了成本，还提高了物资利用的效率和透明度。系统性的物资管理还包括定期对物资的状况进行检查和维护，以延长其使用寿命并确保其在提供医疗服务中的性能。科学的物资管理对于医院的整体功能发挥至关重要。管理的有效性直接关系到医疗服务的质量和安全，影响医院科研和教育任务的执行效率。通过确保物资供应的连续性和可靠性，医院能够在应对常规治疗需求和突发公共卫生事件时，显示出更强的应变能力。

总之，物资管理在医院管理系统中占据着重要地位，是实现医院现代化建设和科学管理目标的关键环节。通过持续优化物资管理流程，医院不仅可以提高运营效率，还可以提升服务质量，从而更好地服务患者和医疗团队。

1. 医院物资分类

在医院管理中，物资分类是确保有效资源管理的关键环节。不同类别的物资根据其价值、耐用性和用途被细分，以适应医院的多样化需求。以下是医院物资的几个主要分类，如图 4-4 所示。

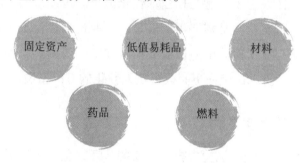

图 4-4　医院物资的分类

①固定资产包括单价较高且耐用时间超过一年的物品。这类资产不仅包括昂贵的专业医疗设备如手术器械和诊断仪器，还包括办公设备、家具、交通工具等。医院对这些资产进行长期投资，因此，需要严格的管理和定期的维护，以确保其长期有效地服务医疗和行政工作。

②低值易耗品，是指成本相对较低且使用周期短的物资。这类物资包括办公用品（如纸张、笔）、医疗消耗品（如手套、纱布）以及清洁和炊事用品。管理这类物资的关键在于保证充足的存货以应对日常需求，同时避免过度库存造成的资金浪费。

③材料包含多个子类，具体包括用于医疗和卫生的材料，如手术用品和化学试剂，建筑和维修所需的材料，如水泥、木材、钢材，以及缝纫和制衣材料。这些材料通常用于医院的基础设施建设、维修保养及日常运营中，对于维持医院运营的稳定性和安全性至关重要。

④药品是医院物资管理中的核心部分，包括中药和西药。药品管理要求高度精确和严格遵守法规，涉及的不仅有存储条件的监控，还有对过期药品的管理和追踪。合理的药品管理能确保患者治疗的有效性和安全性。

⑤医院的燃料供应，如煤炭和燃油，主要用于供暖和运行医院的备用发电系统。燃料管理需要考虑到供应的可靠性和成本效益，确保医院在任何情况下都能维持正常运作。

通过这种细致的分类和管理，医院能更有效地控制成本，提升资源使用效率，同时保障医疗服务的连续性和安全性。这种系统化的物资管理策略对于现代医院的成功运营是不可或缺的。

2. 物资需求量

保障医院的物资需求量是确保日常和特殊医疗服务顺利进行的基础。合理估算和管理这些需求不仅关系到医院的运营效率，也直接影响到成本控制和财务健康。

①物资需求量的正确核定是医院物资管理中的核心环节。它涉及对每种物资——无论是一次性还是多次使用的物资所需数量的精确计算。这一过程需要各科室根据其日常操作和医疗任务的具体需求进行评估，确保在不浪费资源的同时，不会因缺乏必需物资影响医疗服务。

②每个科室需要根据预定的物资消耗定额估算其物资需求量。这些定额通常基于历史数据和预测模型设定，以反映实际的医疗需求。科室还需要考虑到可能的突发情况或未来需求的变化，灵活调整其物资需求预算。

③医院的物资部门负责汇总各科室提交的物资需求量，以形成医院的物资需求总览。这一总览报告需要提交给财务部门，由财务部门审核，以确保物资采购计划符合医院的财务预算和策略目标。此环节是确保物资供应既满足医疗需求又符合财务计划的关键。

④物资需求不仅要按科室和总量进行计算，还要细分到每一种类和每一种规格的物资。这种分类计算方法可以帮助医院更精确地掌握具体物资的使用率和需求趋势，从而优化存储空间和资金投入，提高物资使用的效率和经济性。

通过这样详细且系统的方法管理物资需求，后勤部门可以有效地支持医院的日常运作和应急准备，同时确保财务资源得到合理利用，维持医院运营的持续稳定。这种综合性的管理策略是现代医院物资管理中不可或缺的一部分。

3. 物资消耗定额

在医院运营中，确保资源的高效使用至关重要。物资消耗定额的制定是为了在完成医疗任务的同时，实现物资使用的优化。这一标准的设定依据特定的医疗技术水平和组织管理形式，目标是合理地规划物资的使用，确保医疗服务的质量不受影响。

物资消耗定额的制定遵循两个核心原则。一是先进性。先进性意味着在满足基本医疗质量和安全的前提下，力求达到物资使用量的最低水平，不仅有助于降低成本，也有助于推动医院资源管理的可持续性。二是合理性。制定的定额需要基于充分的科学研究和历史数据分析，确保这些标准既符合实际操作的需要，又能通过医院团队的努力达到。

制定物资消耗定额的过程通常始于对历史消耗数据的详尽分析，包括评估各科室的物资使用情况以及在相似医疗情况下的资源分配效率。通过这种方式，后勤管理团队能够识别可能的浪费点，并针对这些领域提出改进措施。数据分析完成后，相关部门将制定初步的消耗定额，并通过实地测试验证其可行性。在这个阶段中，相关部门可能还需要调整消耗定额，以应对实际医疗操作中不可预见的情况。最终确定的物资消耗定额将被整合入医院的资源管理策略中，作为日常运营的一部分。通过定期的评估和调整，这些定额将持续优化，以适应医疗技术的进步和组织形式的变化。通过这种系统化的方法，医院能更精确地控制物资消耗，不仅提高了资源利用效率，也为提供高质量的医疗服务创造了条件。这种做法不仅能降低成本，还能提升医院在竞争市场中的地位。

4. 物资储备定额

物资储备定额，旨在确定医院在正常运营及应对突发事件时所需储备的物资数量。这一标准涉及医疗、科研和教学各方面的需求，旨在确保日常需求与紧急情况下的供应安全。物资储备定额的设定基于详细的需求分析，包括对医疗服务的连续性、科研项目的特殊要求以及教育活动的资源需求进行综合考虑。这一分析确保了所有关键领域的物资需求得到满足，也避免了资源的过度积累，提高了资源使用的效率。在确定储备定额时，医院需要对每一种物资品种和规格单独设定标准。这种分类方法有助于细化管理，使物资储备更加精准，减少不必要的开支。每个类别的定额根据其在医院运营中的重要性、使用频率以及采购和储存成本确定。同时，物资储备的管理需要符合严格的标准，确保所有储备物资的质量和可用性，包括定期的质量检验、储存环境的优化以及时效性管理；确保在需要时物资能立即投入使用。此外，物资储备定额的制定还需要考虑潜在的风险和不确定性，如自然灾害、流行病暴发等情况，要求医院在制定储备策略时采用灵活的方法，能快速适应外部环境的变化。

通过这种综合性的策略，医院能够确保在任何情况下都有足够的资源支持其关键操作，从而保证服务质量。

5. 物资管理人员建立岗位责任制

在医院中，高效的物资管理对于维护日常运营和提供优质医疗服务至关重要。为此，医院需要确立一个结构化的岗位责任制，明确每个物资管理人员的职责，以确保物资流通的高效和透明。

①供应人员在物资管理流程中扮演关键角色，负责各种物资的制备、登记、保管和分发。此外，他们还需要遵循管理物资的回收流程，进行修旧利废，确保资源的最大化利用。同时，供应人员需要对物资的使用情况进行监控，处理物资的申领和报销事宜，以支持医院的持续运营。

②计划人员的任务是编制全面的物资供应计划，包括年度、季度和月度供应计划。他们负责指导各科室合理使用和保养物资，以延长物资的使用寿命和减少浪费。此外，计划人员还需要对废旧物品进行回收和再利用，防止资源的损失，确保医院资产的保值增值。

③采购人员主要负责物资的购买流程，包括资金的计划和申请，确保采购活动在预算内进行。他们还要负责采购物资的验收和入库，确保资金、物品和相关凭证的一致对应，特别是，在处理急需物资的供应时，必须确保供应的及时性和物资的准确性。

④仓库保管人员负责物资的储存、保养和维修，以确保所有物资在良好

的状态下存储，减少损耗。定期盘点是他们的重要职责，以确保存货记录的准确性。此外，他们还要负责物资的接收和发放，确保物资的及时供应，同时防止库存积压和过期。

⑤会计人员在物资管理中扮演着核心的财务角色，负责建立和维护账目，进行物资的成本核算和财务统计。通过精确的会计记录，会计人员帮助医院监控物资成本，进行财务规划和预算控制，确保医院的财务健康。

通过这样的岗位责任制，每个团队成员都能在其专业领域发挥最大效能，共同促进医院物资管理的标准化和系统化，从而提高整体运营效率和服务质量。

（三）医院综合服务管理

医院综合服务管理是医院运营中一个关键领域，涉及多种设施和服务的协调与管理，包括食堂、托儿所、幼儿园、职工宿舍、被服间、洗衣房以及太平间等。这些服务不仅支持医院的日常运作，也直接影响医护人员的工作效率和患者的满意度。

综合服务管理的工作性质具体且复杂，覆盖后勤行政事务和专项技术职能的多个方面，管理团队不仅要有高度的组织能力，还要具备应对各种突发情况的敏感性和灵活性。因其工作范围广泛，后勤管理者需要与医院职工及患者保持密切联系，这对于提高工作的透明度和效率至关重要。为了确保服务的效率和质量，综合服务管理必须强化其计划性和科学性，包括定期评估服务质量、根据反馈调整管理策略以及预测和准备应对可能的需求变化。管理团队还需要定期进行培训，以确保所有员工按照最高标准履行职责，同时不断学习。此外，医院综合服务管理还应重视信息技术的整合，使用现代管理软件和系统提高工作效率，如通过电子记录系统跟踪物资消耗，或者是利用自动化解决方案简化日常运营任务。这样，不仅能减轻员工的工作负担，也能提升服务的响应速度和质量。

1. 食堂管理

在医院环境中，食堂管理是维护职工和患者福利的一个重要方面，关系到他们的饮食健康和满意度。优秀的食堂管理需要确保食堂的设计符合科学和合理的标准，食堂设施能满足就餐人数的需求，同时提供安全、卫生的饮食环境。首先，食堂的空间布局必须考虑到操作的便利性与效率，确保从食品的准备、加工到分发流程的顺畅。此外，食堂设施如厨房设备、餐具消毒和废物处理系统等都应当采用现代化、高效能的技术，以支持高标准的食品卫生和安全管理。其次，食堂管理还应重视对食品卫生制度的严格遵守，包括定期对食堂员工进行食品安全培训，监控食品的采购、储存、处理和配送过程，确保所有环节符合卫生标准。通过这些措施，医院可以有效防止食源性疾病的发生，保证就餐者的健康安全。提供美味、可口且营养均衡的饭菜是食堂管理的核心目标，需要厨师团队精通烹饪技艺，了解基本的营养学知识，以便为职工和患者提供符合健康需求的饮食。最后，食堂管理应考虑引入多样化的菜单，满足不同口味和文化背景的就餐者，同时考虑到患者的特殊饮食需求，如为糖尿病或心血管疾病患者提供特定饮食。

综合来说，食堂管理是医院服务质量的重要体现，需要综合考虑建筑布局、设施配备、食品安全以及营养健康，通过高效和人性化的管理，为医院创造一个健康、安全的饮食环境。

2.托儿所、幼儿园管理

在医院环境中，托儿所和幼儿园管理是一个至关重要的领域，直接关乎医护人员的工作稳定性。这些设施提供了一个安全和教育性的环境，既能满足医护人员的家庭需求，也能确保他们的子女得到适当的照顾和教育。在行政管理方面，建立一个有效的领导班子是基础。领导班子需要明确各自的职责，确保托儿所和幼儿园的运营符合既定的标准与法规。此外，医院应建立严格的岗位责任制，每个员工都明确自己的职责范围，确保机构的每项功能都能高效运作。长期规划和近期目标的设定应基于实际需要及可行性，以保障机构的持续发展和教育质量的提升。在业务管理方面，婴幼儿健康管理是一个核心任务，包括定期的健康检查、疾病预防及日常健康监测，确保所有儿童在一个健康的环境中成长。同时，婴幼儿的启蒙教育同样重要，机构应通过一系列的教育活动，如早期语言学习、基本社交技能的培养和感官能力的开发，刺激婴幼儿的整体发展。为了保证教育和照顾服务的质量，托儿所和幼儿园的管理还需要不断进行工作总结与计划更新，既包括对教育内容及方法的定期评估和调整，也包括对环境和设施的持续改善，确保其都能满足儿童的需求和符合安全标准。通过这些综合的管理策略，医院内的托儿所和幼儿园不仅能为儿童提供一个充满爱与学习的环境，也能为医院员工提供强有力的支持，使他们能安心工作，确保孩子得到妥善的照料和优质的教育。这样的管理实践不仅提升了医院的整体服务质量，也提高了员工的工作满意度和忠诚度。

3. 职工宿舍管理

职工宿舍管理是医院后勤服务的一个关键组成部分，旨在为医护人员和其他职工提供一个优质的居住环境，不仅有助于提高员工的工作满意度，还能促进他们的健康与福祉。第一，职工宿舍的管理者需要确保宿舍环境舒适和安静，使其成为一个有利于休息和个人学习的空间。宿舍应配备必要的家具和设施，如适宜的床铺、充足的储物空间和适当的学习区域，以满足职工的基本生活和学习需求。第二，对公用物品的管理也非常重要，包括定期检查洗衣机、热水器及厨房设施等公共设备，确保这些设施处于良好的工作状态。此外，还应确保公共区域的整洁，为职工创造一个宜居的环境。第三，对公用设施的维护和检修是确保宿舍安全及功能性的关键。定期对建筑结构、电气系统和水管进行维护检查，可以预防潜在的安全问题，确保职工生活环境的安全和舒适。

4. 被服间管理

被服间管理是医院后勤服务的一个重要部分，涉及医护人员及其他员工的工作服装的分配和维护。良好的被服管理不仅确保员工有适当的工作服穿着，还有助于维持医院的专业形象。第一，建立有效的被服领发和核销制度是管理被服间的基础。这一制度应确保所有被服从领取到报废的过程都有详细记录，便于追踪和管理。领取和归还的流程应简便明了，能确保员工轻松遵守，也能减少被服的丢失或滥用现象。第二，为每个员工建立个人被服使用卡。通过这种方式，每个员工的被服使用情况都能具体记录和跟踪。个人使用卡可以详细记录被服的领用时间、归还时间以及被服的磨损程度，有助于分析被服的使用周期和预测未来的更换需求。第三，医院各部门和科室应指派专门的被服管理员，负责监督和管理该部门的被服分配及维护。这样的安排可以保证被服管理的高效性和及时性，管理员也可以作为联系被服间和各科室之间的桥梁，处理相关问题。第四，建立健全的被服报废和更新制度对于维持被服质量至关重要。这一制度应定期评估被服的状况，确保所有被服符合医院的卫生和安全标准。报废制度不仅可以防止过度磨损的服装继续使用，也有助于及时更新库存，保证员工有足够的合适服装使用。

5. 洗衣房管理

洗衣房管理在医院中扮演着至关重要的角色，能确保医院内所有布草和制服能及时清洁、消毒，并及时供应。有效的管理不仅提高了医院的卫生标准，还直接影响医护人员和患者的健康安全。

第一，对洗衣房工作人员进行持续的业务技术培训是提高洗衣房效率和质量的关键。定期培训可以确保员工熟悉最新的洗涤技术和卫生消毒标准，同时提高他们对各种洗衣设备的操作能力。这种专业能力的提升对于处理医院特有的污染衣物尤为重要，能有效避免交叉感染的风险。

第二，工作质量的控制是洗衣房管理的另一核心要素，包括对洗涤、干燥、熨烫及折叠过程的质量控制，确保所有布草和服装达到所需的卫生标准。此外，还需要定期检查成品，确保没有破损或遗留污渍，以维护医院的专业形象。

第三，建立健全的物资保管及洗衣房管理制度是保证运作顺畅的基础，包括明确的物资领用记录、存储条件的规范以及洗涤剂和消毒剂的安全使用指南。同时，制订紧急情况下的应对流程和备份计划，如机械故障或突发事件的快速处理，可以大大降低意外情况对医院运营的影响。

通过这些管理措施，医院洗衣房能高效地支持医疗服务的需要，确保医护人员及患者使用的每一件布草都是干净和安全的，从而提升整体医院的服务质量和患者满意度。

6.太平间管理

太平间管理是医院内部管理一个敏感且至关重要的部分，涉及尊重逝者及其家属的感情，也需要满足卫生与安全的严格要求。合适的管理措施不仅保障了逝者的尊严，还确保了医院环境的卫生和安全。第一，确保太平间有专职管理人员非常必要。这些管理人员负责监控入口，确保未经授权的人员不能随意进入，所有访问者必须通过登记手续，以维护该区域的安全与秩序。这种控制措施是保护逝者隐私和尊严的基础。第二，太平间的环境维护极为重要。必须保持该区域的整洁，并配备专用的通风设备，防止老鼠、苍蝇等害虫侵扰。这不仅关乎卫生，还直接影响医院的整体环境质量。第三，在处理尸体方面，医院需要严格按照卫生标准执行。所有尸体在送入太平间之前，必须衣着得体，并且经过适当的尸体处理，如清洁和消毒。当家属来领取时，管理人员必须核对身份，确保尸体正确无误地交付家属。第四，对于传染性疾病者的尸体，要采取额外的预防措施。医院应将这些尸体单独存放在隔离室或隔离柜中，严防与其他尸体混存，以防交叉感染。每当尸体被移走后，相关的存放区域如床位或尸体柜都应立即进行彻底的消毒处理。

（四）医院建筑管理

1.医院建筑管理简述

医院建筑管理是一个关键领域，确保医院的建筑环境不但能支持有效的医疗服务，而且能促进患者恢复和提高医疗人员的工作效率。有效的建筑管理要求对医院的物理结构进行精心规划、设计和使用，以满足医疗活动的需求，并适应科学管理的进展。

首先，医院建筑管理涉及建筑的设计阶段。在这一阶段，设计者必须考虑到医院的基本功能和未来的发展需求。设计应该侧重于创造一个流线型的布局，缩短内部运输的距离，同时确保各个部门之间有适当的接触和隔离，以防止交叉感染。此外，医院的设计还应考虑到患者的舒适度和隐私，为其提供足够的自然光线和安静的环境，从而有利于患者的恢复。其次，对于现有的医院建筑，管理任务还包括合理使用和维护。这意味着医院需要定期评估建筑的功能性，确保所有设施符合当前的医疗标准和安全规范。随着医疗技术的发展，现有建筑可能需要进行改造或扩建，以适应新的服务需求或技术设备的安装。最后，医院建筑的有效管理包括确保所有建筑活动符合卫生学要求，涉及空气质量的控制、适当的废物处理系统以及紧急疏散路径的规划。通过这些措施，医院可以创造一个安全、健康且功能性强的医疗环境。在管理既有建筑的改造和扩建时，医院必须进行精确的规划和严格的执行监督。改造计划应以提升服务质量和工作效率为目标，同时考虑建筑的长期耐用性和维护的便捷性。

总之，医院建筑管理是一个多方面的任务，需要在设计、使用和维护等各个阶段综合考虑，以确保医院环境既满足当前的医疗需求，又适应未来的发展。通过这样的管理，医院可以为患者提供更优质的医疗服务，为医疗人员创造更佳的工作条件，同时推动医院整体现代化进程。

2. 医院建筑的特点

医院建筑设计需要考虑其独特的功能需求和连续性运营的特点，确保建筑结构不仅支持高效的医疗服务，也提供适宜的治疗环境。这些建筑必须作为一个综合的功能体系规划，以确保各种服务均能在相互协调和支持的环境中顺畅运行。

医院建筑必须严格遵守卫生学标准，通过合理的设计，确保空气质量、光照和声音控制等环境因素达到最优条件，从而促进患者的快速恢复并减少交叉感染的风险。此外，建筑布局应充分考虑医院全天候运作的需要，如设置专门通道，以便于患者和医护人员的流动以及确保紧急服务的快速响应能力。同时，医院建筑设计还需要充分考虑患者和医护人员的便利性，包括易于导航的内部结构、足够的空间以适应各种医疗设备的安置，以及预留足够的扩展空间以应对未来科技发展或服务需求的变化。通过这种全面而细致的规划，医院建筑可以为医院提供高效和人性化的医疗服务创造必要的物理条件，也可以推动医院的长远发展和对新兴医疗技术的适应。这种设计理念确保医院在满足当前需求的同时，具备应对未来挑战的能力。

3. 医院建筑区域划分

在医院的建筑规划中，有效的区域划分至关重要，其能确保医疗服务的效率和患者及员工的舒适与安全。精心设计的医院区域能够优化流程，降低交叉感染的风险，并为患者提供一个安静和舒适的环境。

医疗区是医院最核心的部分，包括门诊部、住院部和医技部门。这个区域的设计需要考虑功能的高效整合，以便于患者和医护人员的流动。为了防止交叉感染，传染病区和非传染病区应明确分隔。此外，医疗区与行政办公区位于同一建筑的，必须通过建筑设计明确划分，以隔离病房区域，确保病房的安静及治疗活动的正常进行，防止门诊患者或行政人员随意进入病房区。

后勤区包括为医院运作提供支持的设施，如厨房、洗衣房、锅炉房和仓库等。这些设施应位于医院建筑的侧面或背面，便于操作的同时减少对医疗区的干扰。合理的后勤区布局不仅有助于提高服务效率，还有助于维护医院内部环境的整洁和卫生。此外，确保这些区域有独立的出入口和处于临街的位置是必要的，以便于物资的运输和后勤操作的独立性。

职工生活区应与医疗区和后勤区分开，以保障员工的私人生活不受工作环境的影响。在规划时，医院应充分考虑到环境和卫生条件，为职工提供一个宜居的居住环境，不仅能提升员工的生活质量，也能提升其工作效率。

（五）医院环境管理

1. 医院环境管理简述

医院环境管理涉及多种策略，旨在通过行政措施、法规遵循、经济激励、教育活动以及科技应用维持医院环境的卫生和安全。这种系统化的管理不仅符合环境卫生学的原则，还有助于创建一个对患者、访客和医护人员都有益的医疗环境。通过这样的综合方法，医院能够提高服务质量，优化患者体验，保障公共健康。

2. 医院环境管理的作用

医院环境管理在医疗设施中发挥着至关重要的作用。首先，通过维护一个清洁和有序的环境，医院可以为患者提供有利于恢复健康的条件，是患者治疗过程中不可或缺的一部分。其次，良好的环境管理有助于预防院内感染的发生，降低病原体传播的风险，从而保护患者和医护人员的健康。最后，通过预防措施和适当的安全管理，环境管理可以防止可能的医疗事故，确保医疗活动的安全进行。这不仅能提升医院的社会信誉，还能显著提高经济效益，因为预防总比治疗成本低。

3. 医院环境管理的内容

医院环境管理是一个包罗万象的领域，涉及卫生标准的制定以及具体实施措施的执行，旨在提升医疗服务的效果并确保医院环境的健康安全。医院管理领域不仅对患者的康复环境有直接影响，也关乎医护人员及公众的健康。

第一，医院需要制定一套全面的环境卫生学标准，并依据国家的相关法规进行严格的监督和评价，包括定期的卫生效果评估，确保所有的卫生管理措施达到了预设标准。此外，医院还应制定具体的卫生管理规划，通过规划的有序实施不断提升环境的质量，优化医疗、护理及康复的综合效果。

第二，在感染控制方面，医院必须实施严格的消毒隔离制度，合理处理污物和污水，采用科学的方法防止环境污染，减少公害，从而阻断院内感染的传播链。这些措施对于保护患者和医护人员的健康至关重要。

第三，医院需要特别关注患者的生活卫生和心理健康管理，尤其是对高危人群和易感人群，如严重疾病患者、手术患者、使用激素的患者及接受化疗的老年患者和儿童患者进行特别照顾。这不仅有助于他们的快速恢复，也是提升医院服务质量的重要部分。

第四，医院应加强对职工劳动保护的关注，进行医疗作业的劳动卫生监督，确保医护人员在安全的环境中工作，保障他们的健康和福利。

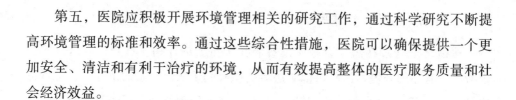

第五，医院应积极开展环境管理相关的研究工作，通过科学研究不断提高环境管理的标准和效率。通过这些综合性措施，医院可以确保提供一个更加安全、清洁和有利于治疗的环境，从而有效提高整体的医疗服务质量和社会经济效益。

第五章　医院人力资源管理策略探索

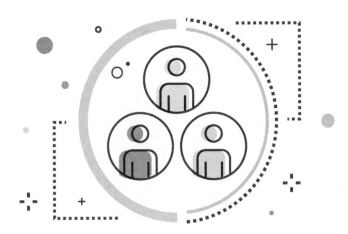

第一节　医院人力资源管理的原则

在医院人力资源管理中，宏观层面与微观层面的管理原则扮演着关键角色。宏观层面的人力资源管理强调创新的重要性，涵盖管理、制度及观念三个方面。这一方向致力于创造一个开放、平等且公正的工作环境，旨在通过建立有效的机制激发员工潜能，不仅支持组织的战略目标，也为员工提供了实现个人价值的机会。

从微观角度出发，人力资源管理中的具体活动需要遵循特定原则，以确保流程的有效性。例如，在招聘过程中广泛应用的 STAR 原则，强调对候选人的背景、任务、行动和结果进行系统性的分析。如通过背景调查了解应聘者的过往经历和其之前所在公司的运营状态以及行业特点。详细询问候选人曾经负责的具体工作任务，探讨他们在任务执行过程中采取的行动及这些行动带来的结果。这一系列步骤有助于面试官全面掌握面试的流程，通过战略性的对话评估应聘者的经验、知识和技能，从而招聘到最适合的人才。

除了 STAR 原则，人力资源领域还常用 5W2H 原则确保职责的明确性，即谁（Who）、什么（What）、何时（When）、何地（Where）、为什么（Why）、怎样（How）、多少（How much）。这个原则帮助团队明确每个成员的职责和任务，促进工作流程的顺畅执行。通过宏观层面与微观层面的管理原则相结合，人力资源管理不仅能高效地服务组织的总体战略，也能有效支持员工的个人成长和职业发展，从而实现双赢。

一、以人力资源为核心竞争力

在经济全球化和市场开放的背景下，医院的人力资源管理显得尤为关键，不仅直接关系到医院的服务质量，也是其核心竞争力的重要组成部分。医院人才的价值不仅体现在其医疗服务能力上，更延伸至技术创新、服务模式创新以及患者体验的提升等多个层面。因此，对人才的全面发展和潜能挖掘至关重要，有助于更好地实现医院的战略目标。

医院需要通过提供具有竞争力的薪酬福利、职业发展机会以及优质的工作环境吸引和留住人才。同时，通过建立公平公正的评价体系和激励机制，医院可以有效提升员工的忠诚度和归属感，激发员工工作热情和创新能力。医院还应借助现代信息技术，如人工智能和大数据，优化人力资源管理的各个环节，包括人才招聘、培训、绩效评估和员工发展等。这些智慧化的管理手段能更精准地分析和满足医院及员工的需求，提高管理的效率。

因此，医院的竞争力在很大程度上依赖其人力资源的质量和管理水平。医院必须不断创新人力资源管理模式，加强人才培养和引进，以保持在竞争激烈的医疗市场中的领先地位，从而稳固其发展地位，实现长期可持续发展。

二、以市场为导向

在现代市场经济体系中，市场导向的原则是资源配置的核心，通过供求、竞争及价格等机制组织和调节社会经济活动，从而实现资源的优化配置。随着中国加入世界贸易组织，国内的资本流动和投资领域不断扩大，这一变化无疑加速了国内经济结构的优化调整。这种调整不仅影响资本分布，更深远地影响劳动力的分配和就业机制的改革。随着市场机制的不断深化，市场导向的就业机制逐渐建立和完善。这一过程不仅促进了劳动力在不同产业、部门以及企业之间的合理流动，也推动了中国劳动力市场的发展和成熟。市场导向原则使劳动力资源能根据市场需求更加高效地配置，不仅有助于提高整体经济效率，也为劳动者提供了更多就业机会和职业发展空间。

为了适应经济全球化的要求，医院必须采取积极策略，通过实施以市场为导向的人力资源管理对策，确保其人力资源政策与国际标准接轨，包括对绩效评估体系的持续优化以及薪酬结构的灵活调整，确保这些政策能满足快速变化的市场需求和医院的战略目标。

第二节　医院人员的分类管理

一、医院医护人员的专业化

在现代医院管理中，医护人员的专业化不仅是提升医疗服务质量的关键，也是确保医院高效运作的基础。随着医疗领域的快速发展和技术的不断进步，医院对医护人员的专业要求日益提高，要求医院必须对医护人员进行更严格和系统的分类与培养。为了更好地适应这种需求，国家及医院相关部门对医护人员的岗位设置和职责分配进行了详细规范。具体来说，医院内部的医护人员根据专业技能和职务被划分为不同的级别和类别。例如，在临床部门中，医生按照主任医师、副主任医师和住院医师三个岗位级别进行分级，每个级别下又细分为高年资和低年资两个类别。这种分级方式旨在确保每个岗位的医护人员都能充分发挥其专业技能，同时提供梯队培养的机会，为高层次的专业发展打下坚实基础。在招聘和聘用过程中，医院采取公开透明的竞争机制，即首先公布各职务岗位和任职条件；其次由申请人提交申请并参加相关的测试和评审，如民主评议、答辩、述职等。这一系列严格选拔过程保证了上岗医护人员的专业能力和责任心，确保他们能够在岗位上充分发挥作用，履行其职责。同时，医院还强化了护士长和科主任等管理人员的管理职责，使他们在日常工作中能够主动解决问题，提出创新方案，有效地指导和管理团队。这样的管理强化措施，不仅提升了医护人员的职业能力，也优化了医院的整体运作效率。

通过这种专业化的人力资源管理，医院能够确保每位医护人员都在适合自己的岗位上最大限度地发挥潜力，为医院的持续发展提供坚实的人才保障。这种以人才和专业技能为核心的管理策略，不仅优化了资源配置，还极大地提高了医疗服务的质量和效率，是现代医院管理中不可或缺的一部分。

二、医院管理人员的职业化

在当前的市场经济环境下，医院管理人员的专业化和职业化已成为提升医疗机构效率及服务质量的关键因素。随着市场体制的成熟和社会分工的细化，医院管理人员的职业化不仅是一个趋势，还是医院竞争力的决定性要素。

医院管理人员职业化的推动，需要对现有的管理体系与人员配置进行全面的评估和优化。医院管理不仅涉及提高日常运营的效率，还涉及战略规划、财务管理、人力资源管理以及应对市场变化的能力。当前，伴随着医疗服务业的快速发展和对外开放，国内医疗市场竞争越发激烈，对医院管理者提出了更高要求，尤其是在市场洞察能力和经营管理方面。医院的成功运营越来越依赖具备高度职业化素质的管理人员，特别是能够灵活应对市场变化、有效进行团队管理和资源调配的医院院长和管理层人员。要实现这一目标，医院必须投资管理人员的持续教育和职业培训，重视管理学、经济学及相关领域知识的学习和应用，以确保管理团队能够与国际管理标准接轨，提高决策的科学性和前瞻性。此外，在实现医院管理人员职业化的过程中，还需要强化内部管理机制，如建立明确的职责和激励体系，促进管理的透明。这些措施的应用可以有效激发管理人员的积极性和创新性，使他们在高压和竞争激烈的环境中优化医院的业务及服务。

在整个医疗行业向市场化、国际化迈进的背景下，医院管理人员的职业化是推动医院适应和领先市场变化的关键。提高管理人员的专业能力和职业素养，不仅能提升医院的服务质量和运营效率，还能在竞争日益激烈的医疗市场中稳固医院的地位，实现可持续发展。因此，加强和优化医院管理人员的职业化，已经成为现代医院管理改革的核心内容和迫切需要。

（一）医院管理人员职业化的含义、范围

医院管理人员的职业化有一套明确的职业标准和培训系统，确保担任这一关键角色的个体不仅受过专门的培训，还通过国家批准的考核，获得了必要的从业资格。在这一过程中，医院管理人员被视为专业人士，其主要职

责是全面负责医院的管理工作，包括决策、策划和执行各项管理任务。这些管理人员在医院的层级结构中扮演着不同角色：院长和其他院级领导构成决策层，负责制定医院的总体战略和政策；参谋层由各职能部门的管理人员组成，如医务、财经、人事和行政等，负责提供决策支持和专业建议；执行层的管理人员在科室及其他基层部门实施这些决策。通过这样的结构，医院能确保其管理活动的专业性和效率，以适应不断变化的医疗环境和市场需求。

（二）医院管理人员职业化的必要性

医院管理人员的职业化对于现代医疗机构的高效运营至关重要。随着医疗行业面临的复杂挑战不断增加，政策改革、法律框架建立、经济均衡调整以及创新实践的需求不断扩大，专业的医院管理人员显得尤为必要。这些管理者不仅需要具备前瞻性和敏锐的洞察力应对快速变化的医疗环境，还需要具备决策和应变能力以确保医院在各种压力下稳定运行。此外，由于医院的社会性和公益性特征，其运营受到广泛的社会关注和评价。从政府到社区，从病患到家属，各方对医院的行为及管理有高度期待和严格要求。职业化的医院管理人员更有能力处理和协调这些复杂的社会关系，为医院创造一个和谐的外部环境。为了确保医院实现其中长期的战略目标，管理人员的稳定性和连续性不可或缺。因此，培养专业的医院管理人才是实现可持续发展的关键。在全球知识经济的背景下，医院管理人员的职业化不仅是一个内部需求，也是社会和时代的必然要求。

（三）医院管理人员职业化的措施

为确保医院管理人员的职业化是理念上的进步，具有实际操作性和可持续性，需要从多个维度系统地推进，包括法律保障、市场机制的完善、利益激励以及教育培训的深化。

第一，法律框架的建立是医院管理人员职业化顺利进行的基础，需要国家和地方各级政府的人事、卫生行政部门认识到医院管理人员职业化的重要性，通过立法和政策支持，为医院管理人员的职业发展提供明确的法律保障。这包括制定相关的职业标准、认证制度及从业资格管理，确保医院管理工作的专业性和标准化。

第二，市场机制的完善是推动医院管理人员职业化的重要驱动力。在市场经济体制下，建立市场约束和激励机制，可以促使医院管理人员不断提升自身能力，追求卓越的管理绩效。例如，实施年薪制、业绩奖励等，将管理者的收入与医院的运营业绩直接挂钩，从而激发其职业激情和创新动力。

第三，采取有效的利益驱动策略是推动医院管理人员职业化的关键。通过改革薪酬分配制度，如实施年薪制和内部股份制，不仅能吸引和留住优秀的医院管理人才，还能激励管理人员依靠高效管理提升医院业绩，实现个人价值与社会地位的提升。

第四，教育和培训的先行是确保医院管理人员适应职业化要求的重要步骤。通过加强职业教育和继续教育，拓宽教育渠道，医院管理人员能够系统地学习现代医院管理知识和技能，真正做到学以致用，提升其专业能力和综合素质。

这些措施共同作用，形成一个有力的支撑体系，推动医院管理人员的职业化进程，从而提升整个医疗机构的管理水平和服务质量，实现医院的长远发展和医院社会责任的有效履行。

（四）医院院长的职业化转型

医院院长的职业化转型是提升医院整体管理水平的关键步骤。在我国，院长职位传统上具有行政色彩，但现代医疗管理要求院长这一角色从行政"官员化"向专业"职业化"转变，以便建立更科学的管理体制和持续发展机制，确保医院管理的效率和透明度。

1. 院长思维全球化

在全球医疗行业和竞争日益激烈的今天，医院院长的角色和职责正在经历前所未有的变革。院长应打破传统局限，采用全球化的思维模式，以适应和引领国际医疗行业的发展趋势。这不仅意味着提升本土医疗机构的服务和管理水平，更意味着积极探索国际合作与发展机会，将中国医院推向世界舞台的中央。随着中国医疗体制改革的推进和市场的逐步开放，医院院长必须拥抱创新，通过技术革新和优化服务流程，以更低的成本提供更高质量的医疗服务。这样的策略能提升医院的竞争力，是医院可持续发展的关键。此外，医院院长还需要具备国际视野，理解和预见全球医疗趋势及其对本国医疗市场的影响。院长应当勇于引进国际先进的医疗管理理念和操作模式，积极参与国际医疗项目和合作，通过这些渠道增强本院的国际影响力和品牌价值。

2. 以人为本，换位管理

在 21 世纪的医疗环境中，医院不仅是治疗疾病的场所，更是推广全面健康教育和疾病预防的重要前哨。医院的核心服务对象已从单一的患者扩展至整个社会，强调以人为本的管理哲学，要求医院管理者采用换位思考的方式，更深入地理解和满足人民群众的健康需求。当前，医患关系正在向市场经济条件下的伙伴关系转变。医院必须重视这种新型关系的构建，通过提供全面的健康服务和教育，确保社会的整体福祉和个体的健康。医护人员作为这一服务系统的核心，不仅在技术和专业知识上要与时俱进，也承担着巨大的社会责任和风险。面对激烈的市场竞争和人才流动，医院管理者要以人为本，从医护人员和患者的需求出发，不断寻求服务和管理上的创新，包括扩大服务范围、提升服务质量以及通过合理的管理实践确保医护人员的职业稳定和成长。对于从医护背景晋升为院长的管理者，或是直接从管理领域步入医院管理岗位的人员来说，他们需要在多重角色之间转换：作为医生，关注患者的直接需求；作为管理者，优化医院的运营和资源配置；作为服务者，关注大众的广泛健康权益。这种角色的转换不仅是院长职责的扩展，也是对医院管理理念的深化，强调了理解和满足大众健康需求的重要性。

3. 以文促医、博学多才

21 世纪的医院不仅是治疗疾病的场所，更是一个文化和智慧的汇聚中心。医院院长不应仅限于掌握专业医学知识，更需要拥有深厚的文化涵养和多元的知识结构，包括文学、艺术、新闻传媒、信息技术等领域的知识以及对多媒体和互联网的熟练运用。通过日常的阅读和学习，医院院长可以提升自身的文化素养，陶冶情操，是提高医院管理水平的一种"软实力"。同时，院长的文化视野将影响整个医院的氛围，推动医护人员文化素质的提升，为医院增添更多人文关怀和文化氛围。例如，医院可以在病房区域增设音乐、艺术作品展示和阅读角，提供舒适的环境和浓厚的文化氛围，从而使患者在接受治疗的同时，感受到心灵的抚慰。医院院长应该引领这种文化融合的趋势，不断探索和创新，使医院不仅是身体疾病的治愈之地，也是精神和文化的滋养之所。这种深层次的文化融入，是新时代医院院长应具备的关键素质之一。

4. 科技创新，抢占"制高点"

在 21 世纪的医疗行业竞争中，科技创新是医院院长必须重视的关键战略。院长需要培养前瞻性的科技创新思维，积极探索新知识，并主动了解科技的最新发展动态。这涉及对各种科技期刊的研读、科技知识讲座的参与以及对医疗科技动态的持续跟踪。通过这种方式，院长可以确保医院走在科技发展的最前沿。此外，医院院长还应积极致力于吸引和培养科技人才，引进国内外的顶尖技术专家，并为他们提供优越的研究条件和适宜的生活环境，以便留住这些关键人才。投资高端医疗设备和技术也是医院院长的重要职责，他们需要深入理解这些设备的技术先进性、成本效益和诊疗价值，确保投资带来最大的回报，并提供优质的医疗服务。通过这些措施，医院不仅能在技术层面保持领先，还能在激烈的市场竞争中占据"制高点"，实现全球战略目标，成为知名的医疗机构。这种以科技创新为核心的战略思维，是新时代医院院长成功的重要保证。

5. 推行科学管理

在 21 世纪的医疗管理领域中，院长的角色正在经历深刻的转变，其中，科学管理成为提升医院效能的核心策略。医院院长必须抛弃传统的"家长式"管理模式，转向一个更人性化、系统化的管理方法，这涉及对员工进行深入的了解、有效的沟通以及情感的投入。医院院长需要在尊重国家和人民利益的前提下，整合规章制度，激发员工的自觉性和创造力，最大限度地发挥每个人的潜能。此外，科学管理还要求医院院长注重团队精神与个人才能的平衡。通过精神和物质的双重激励，建立一个既公平又高效的奖励与分配机制，如实行按劳分配和生产要素分配，确保资源的优化配置。同时，医院应推广技术入股和股份分红制度，这不仅增强了员工的归属感，还促进了技术和知识的资本化，提升了医院的竞争力。在人才培养与交流方面，医院院长应当鼓励跨国、跨院的兼职与挂职活动，支持员工参与国内外重大医疗项目的研究以及积极参与国际合作和网络交流，实现资源共享和知识更新。这样的开放策略不仅有助于医院把握最前沿的医疗科技动态，还有助于塑造医院内部的创新文化。在资源配置方面，面对政府投入与医疗需求之间的不平衡，医院院长不仅要利用智慧，还要通过精打细算和战略选择，用有限的资金实现最大的医疗效益。医院院长具备敏锐的市场感知力，还要有勇于实践和创新的精神，探索具有中国特色的医院管理之路。

第三节　医院人力资源管理的具体对策

在当代医院的运营中，人力资源的管理和优化被视为核心战略要素。有效的人力资源管理不仅追求医院与员工间的互利共赢，还致力于通过以人为本的策略，促进员工与工作的和谐融合。与传统的物理和财务资产相比，人力资本有更高的增值潜力，尤其是在知识经济时代，员工的创造性和创新性成为推动医院持续发展的关键因素。理解并实施有效的人力资源管理策略意味着医院需要关注员工需求的多层次性，如马斯洛的需要层次论，确保员工从基本的生存需求到更高层次的自我实现需求都能得到满足，是留住人才、保障医院未来发展的必要条件。此外，根据赫茨伯格的双因素理论，建立一个公正而有效的绩效评估系统至关重要。这要求医院进行系统的岗位设置，确保人尽其才，责任明确，公平分配收益，实现劳动效率与报酬的匹配。

一、充分认识人才内涵，重视人才培养成长

在当今医疗行业竞争激烈的环境下，医院的成功与否越来越依赖医务人员的质量和能力。作为医院最核心的资源，医务人员不仅是实现医疗服务优质化的关键，更是推动医院持续发展和创新的主要力量。因此，在深化医疗体制改革的背景下，医院必须全面提升对医务人员价值的认识，并系统地构建一个旨在培养、吸引和留住人才的综合管理体系。医院需要采取多方位策略优化人才管理机制，如通过创建积极向上的工作环境和文化氛围，让医务人员感受到职业的价值。此外，医院还可以通过提供竞争性的薪酬、良好的职业发展机会以及持续的教育和培训，有效提升医务人员的满意度和忠诚度。除了满足医务人员的基本需求外，医院还应致力满足其更高层次的职业发展需求，包括为医务人员提供先进的医疗设备和技术支持以及鼓励他们参与国内外的学术交流及研究项目，从而激发其创新精神和职业激情。通过这些措施，医院不仅能增强服务质量和市场竞争力，还能促进医务人员的个人成长和职业满足。此外，医院管理层应与医务人员共同探讨和制定医院的长远发展战略，将个人职业目标与医院的整体目标相结合，实现医务人员与医院的共同进步。这种策略不仅能提高医务人员的工作积极性，还能通过充分发挥医务人员的专业才能，推动医院在复杂多变的医疗环境中稳健前行。

二、实现医院管理层职业化，提高医院整体管理绩效

随着医疗行业的发展和医院体制的改革，医院对管理层的专业化和职业化要求越来越高。现代医院管理不仅需要医疗专业知识，更需要深入的管理理论和实践能力。我国大多数医院仍采用党委领导下的院长负责制，而院长通常由有医疗专业背景的人员担任，这种模式虽然在某种程度上保证了医疗服务的专业性，但是在复杂的医院运营和竞争环境中，对专业管理能力的缺乏可能会成为制约医院发展的瓶颈。为此，医院需要构建一支具备专业管理知识和技能的管理团队，通过专业的培训和严格的资格认证，确保管理人员全职从事医院管理工作，摆脱传统的以临床工作为主的双重身份，真正实现

管理职能的专业化和职业化。这不仅包括管理岗位的专职化，还包括职位的序列化、技能的专业化以及管理意识的现代化。

在国外许多成功的医院管理模式中，管理团队成员往往拥有 MBA、MPA 等专业管理学位，这种专业化背景使他们在面对医疗市场中的复杂问题和挑战时能采用更科学、系统的管理策略。国内医院若能借鉴此类成功经验，引进和培养具有专业管理教育背景的人才，能极大提升医院的整体管理水平和服务质量。此外，医院还应鼓励管理人员参与国内外的交流与合作，通过不断学习和实践，提高其对现代医院管理挑战的应对能力，从而更好地满足医疗服务市场的需求。这些措施可以有效地提升医院管理层的职业化水平，确保医院在激烈的竞争中保持领先地位，实现可持续发展。

三、完善选人用人机制，实现人岗有机对应

在当今医院管理中，构建一个科学且高效的选人用人机制是实现医院战略目标和提升服务质量的关键。为了充分发挥医院人力资源的潜力，医院必须确保将合适的人才安置在最适合他们的岗位上。这不仅涉及明确每个员工的岗位职责，还包括制定详尽的职责说明书和实施有效的岗位管理策略。

医院应以聘用合同作为人力资源管理的基本形式，确保每个员工的岗位职责明确、评价标准客观，并根据医院的实际需求进行人员配置。通过按需设岗、竞聘上岗的方式，实现岗位与人员的最佳匹配，确保每个岗位由最合适的人担任。医院的人力资源部门应坚持公开、平等、竞争、择优的原则进行人才的选拔和聘用，包括进行全面的工作分析、岗位评价和规范，以确保每次聘用都能选到最合适的人才。在选拔过程中，医院应优先考虑内部人员，他们对医院的运作和文化有深入的了解，能更快速地适应新的职位。同时，无论是内部选拔还是外部招聘，医院都应寻找具有良好工作态度、敬业精神、团队协作能力、强烈的学习意愿及专业能力的人才。特别是，具有高度可塑性和稳定性的员工往往能在医院的长期发展中发挥关键作用。通过这些措施，医院不仅能优化人力资源配置，还能提高员工的工作满意度和忠诚

度，促进医院的整体发展和服务质量的提升。这种系统化的选人用人策略是现代医院管理中不可或缺的一部分，直接关系到医院能否在竞争激烈的医疗市场中保持优势。

四、健全医务人员培训机制，提升诊疗服务能力

在当今快速发展的医疗行业中，医院面临着不断更新的科技和技术挑战，因此，持续的医务人员培训变得至关重要。为了保持医疗服务的竞争力和高标准，医院必须制订全面而系统的员工培训计划，确保医务人员及其他相关工作人员的技能与知识跟上医学和科技的最新发展。

医院应该建立一个多层次的培训体系，覆盖从新员工到资深医师的所有层级，包括基于岗位的教育、核心技术技能训练、管理能力提升以及医院文化和职业道德培训。每个培训模块都应针对员工的具体需求和医院的战略目标设计，以确保培训的实用性和有效性。首先，岗位教育应以职责明确为基础，配合详尽的工作任务说明，确保每个员工都清楚自己扮演的角色和承担的职责。其次，技术培训应聚焦提升员工的专业技能，如手术技巧、病例分析能力及最新医疗设备的操作，保障医疗服务的质量和安全。再次，医院应鼓励员工进行自我进修和持续学习，利用灵活的学习平台和资源，如在线课程和国际研讨会，以适应快速变化的医疗环境。管理培训专注于培养中高层管理人员的领导力和决策能力，确保他们能有效地领导团队和优化科室运作。最后，文化培训应着重塑造正面的工作态度和团队精神，增强员工对医院使命和价值观的认同感。每个培训阶段都应通过精确的需求分析和效果评估执行，确保每项投资都能带来最大回报。

五、完善医务人员准入管理，奠定医院发展基础

在医院管理体系中，完善的医务人员准入管理是确保医疗服务质量和医院信誉的基石。医院必须严格遵守相关法律法规，明确医务人员的准入标准，确保每位医务人员既具备必要的专业资格，又符合医院对于职业道德和专业能力的高要求。医院在招聘医务人员时，应综合考量候选人的知识和技

能、身体条件、年龄以及工作经验。更重要的是，候选人必须具有高尚的职业道德情操。他们应当具备职业操守，愿意保持医疗道德的高标准，并以患者的福祉为重。此外，医务人员应具有高尚的品质，对患者表现出同情心，致力缓解他们的病痛。医务人员还应追求业务知识的不断完善，展现出精益求精的工作态度。在日常工作中，他们应以诚信和正直的态度对待患者及同事，公正无私地履行职责。此外，医务人员还应有能力鼓励团队合作，营造一种基于相互尊重和信任的工作环境，促进知识的交流与共享。最后，医务人员扮演的角色不仅限于医院内部，他们还应该关心并积极参与社会公益活动，以专业技能造福社会。通过这些综合标准的制定，医院可以确保其团队不仅在技术上合格，更在道德和社会责任感上表现出色，为医院的长远发展奠定坚实的基础。这种全面而严格的人员准入机制是医院成功的关键，直接关系到医院能否在竞争激烈的医疗市场中维持优势地位。

六、恪守以人为本理念，促进医院和谐发展

在现代医院管理实践中，采纳以人为本的管理理念至关重要，它不仅是提高医疗服务质量的基础，也是促进医院和谐发展的核心策略。以人为本理念强调在管理过程中将人放在首位，确保医院工作环境的人性化以及全体员工的幸福感和成就感。

以人为本的管理要求医院领导层深刻理解并尊重每个员工的价值和潜能，通过建立一个开放和包容的工作环境，激发员工的创造力和热情。医院应该为员工创造一个和谐、健康的氛围，使每个员工都能感受到工作的乐趣和实现个人价值。实施这种人性化管理，医院管理者需要采取多种措施。首先，领导者应该加强与员工的沟通，鼓励他们参与医院的决策过程，不仅能增强员工的归属感，也能提高决策的透明度和公正性。其次，领导者应当按照员工的能力和专长进行合理的人员配置及任务分配，实现"知人善任"，确保每个员工都能在最适合他们的岗位发挥最大潜力。此外，医院还应重视员工的职业发展和继续教育，提供必要的培训和学习机会，帮助员工不断提升专业技能和管理能力。同时，通过公正的激励和奖励机制，认可员工的贡

献和努力，用实际行动兑现以人为本的管理承诺。

通过这些综合措施，医院能够构建一个积极向上的工作环境，不仅能提高员工的职业满意度和工作效率，还能强化医院作为一个大家庭的凝聚力。在这样的环境中，员工能真正实现自我价值，共同推动医院的长期发展和社会责任的实现。这种以人为本的管理方式，将使医院在激烈的医疗市场中保持竞争力，实现可持续发展的目标。

七、构建医院先进文化，增强医院发展动力

（一）医院文化

医院文化基于共有的价值观，融合了全体员工共同坚持的目标、行为规范以及思维方式，构成了医院的核心精神和文化底蕴。这种文化不仅形成了医院的灵魂，还是医院核心竞争力的重要内容。

医疗行业的独特性质决定了医院文化内涵的根本性、层次性和整体性这三个特征，如图5-1所示。

图5-1　医院文化内涵的特征

1. 根本性

根本性体现了医院文化作为基本价值观念的核心作用。医院文化不仅是医院的灵魂所在，更是医院最重要的无形资产。优秀的医院文化是推动医院持续发展的关键力量。医院文化的根本性在于其对基本价值观的深刻体现，

为医院的所有运作和行为提供了精神指引与价值标准。医院文化不仅能在日常管理和服务中起重要作用，还能在关键时刻为医院的发展方向和战略决策提供指导。通过树立和弘扬优秀的医院文化，医院能够凝聚全体员工的共识和力量，形成强大的内在驱动力，推动医院不断前进。

2. 层次性

医院文化作为医院的无形资产，具有层次性特点，需要通过具体的有形载体实现和表达。根据文化的不同性质，医院文化可以分为物质文化、制度文化和精神文化三个层次，每个层次都在医院文化中扮演着独特的角色。首先，物质文化是医院文化的最底层，是医院文化的直接载体和外在表现，如院徽、院歌、院容院貌等。这些元素不仅直观地展示了医院的特征和形象，也通过医院的环境和建筑，反映了医院的文化氛围和特色。物质文化的建设有助于塑造患者对医院的第一印象，提升患者和社会对医院的认同感与信任度。其次，制度文化是医院文化的中间层，是医院文化建设的重点和基础。制度文化包括医院的各项规章制度、医疗活动流程、操作规范以及管理和运作制度等。这些制度不仅是医院日常运作的基本框架，也是医院精神文化的体现和外化。通过科学、合理的制度建设，医院能规范员工行为，提升员工工作效率，确保医疗服务的质量和安全。最后，精神文化是医院文化的最高层，是医院文化建设的核心内容和最高境界。精神文化作为物质文化和制度文化的升华，核心在于形成医院的核心价值观和医院精神。核心价值观基于全体员工的共同价值观，体现医院的主导思想，如服务意识、品牌意识、质量意识、竞争意识和市场意识等。通过培育和弘扬这些核心价值观，医院能够凝聚员工力量，提升团队凝聚力，推动医院持续发展。

3. 整体性

医院文化的整体性体现在其通过全体员工的共同参与和实践，发挥较大的综合作用。绝大多数的医疗服务活动是团队合作的结果，因此医院文化需要在整体层面进行构建和推广，以确保每个员工都能理解、认同并践行这些核心价值观。

创建一种成熟、具有独特品质魅力的医院文化，是医院成长和可持续发展的核心动力。这种文化为员工提供了明确的行为准则和价值导向，能激发他们的工作热情和职业自豪感。通过团队协作和整体努力，医院文化能有效提升医疗服务质量和患者满意度，促使医院在竞争激烈的医疗市场中保持领先地位。整体性的医院文化建设需要从多个层面入手，涵盖物质文化、制度文化和精神文化三个方面。物质文化通过具体、有形的元素，如医院的环境、设施、标志等，直观地体现医院的形象和氛围。制度文化通过科学合理的规章制度、流程和规范，为员工的行为提供明确的指引和保障。精神文化是医院文化的最高层次，通过凝练和传播核心价值观与医院精神，在医院内部形成强大的内在驱动力。通过整体性医院文化的构建，医院能够在全体员工中形成统一的价值观和行为准则，促进各部门的协同工作，提升整体运营效率和服务水平。医院文化不仅能帮助医院应对各种挑战和变化，还能为医院长远发展奠定坚实的基础。最终，成熟的医院文化将成为医院持续进步和不断创新的不竭动力。

（二）建立医院文化体系的作用

建立医院文化体系具有多方面的重要作用，对于提升医院整体水平和核心竞争力至关重要。医院文化体系不仅能营造良好的工作氛围，还能在向导、凝聚、激励和效率等方面发挥显著作用。

第一，医院文化的向导作用至关重要。一个优秀的医院文化体系可以营造积极向上、干事创业的良好氛围，培养一支奋发向上、争创一流的职工队伍。这种氛围不仅能提高医院的医疗水平，还能显著增强医院的核心竞争力，推动医院不断迈向新高度。

第二，文化的凝聚作用不可忽视。好的文化能够凝聚人心，产生无尽的动力，提升员工的自豪感和荣誉感。同时，好的文化可以增加医院在社会中的美誉度，使医院在公众心目中树立良好的形象，吸引更多患者和优秀人才。这种凝聚力使得医院在面对挑战时能够团结一致，共同克服困难，实现共同目标。

第三，优秀的文化体系具有强大的激励作用。优秀的文化体系能够激发员工实现自我价值，调动全体员工的积极性、主动性和创新性，使他们在工作中充满热情和动力。员工在充满激励的环境中，往往能发挥超常的能力，为医院的发展做出更大贡献。

第四，文化体系的构建对提升医院效率也有重要作用。优秀的文化可以使医院实现跨越式的发展，通过科学的管理和高效的运营，医院在各项工作中都能达到更高水平。文化的力量能够使每个员工在日常工作中自觉地追求卓越，不断改进工作方法，提升工作效率。

综上所述，建立一个完善的医院文化体系，对于促进医院的全面发展具有重要意义。它不仅能引导和激励员工，凝聚团队力量，还能显著提升医院的运营效率和社会美誉度。通过文化建设，医院可以在激烈的市场竞争中脱颖而出，实现可持续发展。

（三）建设医院文化体系的要求

在现代医院管理中，建设一个独特而有效的医院文化体系是提升医院综合竞争力的关键。要实现这一目标，需要满足以下要求。

第一，优秀的医院文化是医院精神风貌的充分体现。医院领导必须高度重视文化建设，深入思考，形成一套既符合传统伦理又具有医院自身特色的文化体系。这不仅能增强员工的归属感和认同感，还能提升医院在公众心中的形象和声誉。

第二，医院文化的建设必须与医院的特色相匹配，并与社会的道德观念相融合。每个医院都有独特的历史背景、服务对象和管理模式，医院在进行文化建设时必须充分考虑这些因素，确保文化体系能真实反映医院的特质和价值观。同时，医院文化应当与社会的普遍道德观念相一致，做到内外协调，提升社会认同感。

第三，医院文化必须具有独特性。医院应当在文化建设中充分体现自己的独特之处，形成鲜明的文化标识。这种独特性不仅能使医院在众多医疗机构中脱颖而出，还能增强员工的自豪感和归属感，促进团队凝聚力的提升。

第四，医院文化应具备创新性。现代医疗行业发展迅速，医院文化也需要不断创新，跟上时代步伐。只有持续的创新，医院文化才能保持活力和生命力，激励员工不断进步，推动医院持续发展。

第五，医院必须有自己的识别标志和形象设计。这些视觉元素是医院文化的直接体现，能直观地展示医院的文化理念和精神风貌。统一的标识和形象设计不仅能提升医院的整体形象，还能增强患者和社会的认同感与信任感。

拥有优秀的医院文化，医院就能具备强大的凝聚力、创新力和影响力，在激烈的资源竞争中占据有利地位，进而把握发展的主动权。这不仅有助于实现医院自身的振兴，也为国家卫生事业的发展做出了重要贡献。通过建设一个独特而有效的医院文化体系，医院能够在竞争中脱颖而出，持续推动医疗服务的提升和发展。

第六章　医院人力资源及行政管理工作创新

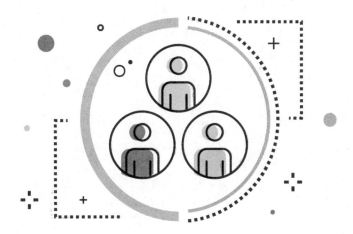

医院的人力资源及行政管理工作正面临着前所未有的挑战和机遇。本章通过探讨智慧平台在医院管理中的应用，展示了如何通过技术创新提升医院管理效率和服务质量。本章从智慧人力资源管理，到薪酬管理，再到物流和后勤保障的智能化升级，不仅阐述了各平台的创新要点，也反映了综合性技术创新在现代医院管理中的重要性。

第一节　智慧人力资源管理平台创新

医院智慧人力资源管理平台运用现代信息技术，将人力资源管理信息化、标准化和网络化。通过建立专业、高效的集中式数据平台，实现对人力资源信息的精准收集、整理、存储和分析处理。

一、组织管理系统

组织管理系统是医院人力资源管理系统的基础模块，通过规划、设置、维护和管理医院内部的组织结构、岗位设置、隶属关系和权限职责等信息，建立起员工与岗位之间的联系，并生成组织结构图。组织管理系统支持医院实现高效的人力资源规划和开发，推动组织机构的体制机制变革以及日常运营管理。通过这种方式，医院能更有效地管理其人力资源，优化内部流程，提升整体运营效率。该系统具体有如下功能。

（一）岗位创建与维护

岗位创建与维护涉及医院各部门和职位的设立及管理，并与各业务系统相连接。组织管理系统采用可视化结构，允许相关人员实时监控医院各部门的职位配置情况，同时记录组织机构在不同阶段的变动情况。通过该系统，医院能更有效地管理和调整岗位设置，确保各部门的运作符合实际需求。

（二）业务报表功能

业务报表功能能够自动生成医院各组织机构、岗位、职务和员工配置情况的报表，并记录各职务和职位的资质需求及职责内容。业务报表功能为医院的人事招聘管理和人力资源配置状况分析提供了重要的信息支持。通过详细、准确的业务报表，医院管理层可以清晰了解每个岗位的具体要求和实际配置情况，从而做出更有效的人力资源决策，优化员工配置，提高医院整体运营效率。

二、人事管理系统

人事管理系统利用计算机技术存储、传输和处理员工的基本信息，涵盖员工从入职、岗位调动、培训进修到退休或离职的全职业周期。人事管理系统支持对员工流动的全面管理。人力资源管理部门定期收集、整理和确认员工的人事基础数据，并将这些数据录入、维护和管理。人事基础数据主要包括员工的基本信息、附属信息和合同信息。员工的基本信息涵盖岗位、职位、职称和学历等内容，人事管理系统可以根据医院管理需求在结构设置中扩展这些基本信息的数据项目。附属信息包括保存员工的工作简历、职称变动、职位变动、学历变动、个人培训、继续教育、年终考核、资格证书、科研成果、奖惩信息等历史记录以及家庭成员等其他相关信息。合同信息包括管理员工合同的签订、续签、终止和解除。通过到期合同查询功能，为合同管理人员提供便利，确保其能及时与员工进行合同续签。人事管理系统的全面性和细致性，不仅提高了人力资源管理的效率，还确保了数据的准确性和及时性，使医院能更好地管理和服务其员工，从而提升整体运营效率。

三、招聘管理系统

招聘管理系统旨在优化医院的招聘流程，对招聘活动进行全方位管理。该系统实现了与短信平台的互联互通，支持短信验证、提醒和回复等功能，确保招聘过程的高效性和及时性。招聘管理系统分为管理端和用户端，以满足不同用户的需求。管理端面向招聘人员，以便医院人力资源部门的管理，包括职位发布、简历筛选、面试安排、录用决策等环节。通过管理端，招聘人员可以查看和管理应聘者的信息，追踪招聘进度，并与各部门协调面试时间和地点。招聘管理系统还提供数据分析功能，帮助招聘人员评估招聘效果，优化招聘策略。用户端面向应聘者，提供职位查询、简历投递、面试通知等服务。应聘者可以通过用户端浏览医院的招聘信息，在线提交简历，并实时接收面试通知和录用结果反馈信息。短信平台的整合，使应聘者能及时收到重要信息，如面试时间、地点变更等，优化了应聘体验。此外，招聘管理系统还支持短信验证功能，确保用户信息的真实性。短信提醒功能帮助应聘者及时了解招聘进展，不错过任何重要环节。短信回复功能方便招聘人员与应聘者之间的沟通，使信息传递更加顺畅。

招聘管理系统的全面功能，不仅提高了招聘流程的效率和透明度，也提高了应聘者的满意度。通过招聘管理系统，医院能更有效地吸引和选拔优秀人才，满足不断增长的医疗需求，推动医院的持续发展。

（一）管理端主要功能

1. 招聘计划管理

根据医院的发展规划和各科室的需求，管理端能自动生成相应的招聘需求，并据此制订详细的招聘计划。

2. 招聘启事管理

管理端支持实时发布招聘信息，使应聘者能及时获取最新的职位信息。

3. 人员甄选管理

管理端允许按条件查询和筛选应聘者，对其简历进行处理和甄选。通过审核页面，招聘人员可以进行简历筛选、面试安排以及完成招聘等一系列操作。

4. 招聘评估功能

在招聘结束后，管理端会对招聘计划的执行情况进行分析，评估招聘效果，从而提供数据支持以优化未来的招聘策略。

（二）用户端主要功能

1. 招聘信息查询

应聘者可以浏览医院发布的招聘启事，了解最新的职位信息和招聘要求。

2. 在线投递简历

应聘者可以通过注册和登录平台，填写简历并申请职位。用户端支持根据不同职位选择相应的简历模板，允许应聘者创建、修改、删除和归类简历。简历信息包括基本信息、教育背景、工作经历、项目经验和文章发表等内容。

3. 招聘进度查看

应聘者能实时查看医院的招聘动态以及自己应聘的进度，了解是否通过简历筛选、面试安排以及最终录用情况。

四、考勤管理系统

考勤管理系统支持多种考勤方式，帮助医院有效管理员工的工作时间。该系统允许灵活定义考勤项目和人员类别，并能设置公休日、节假日、夜班或特殊岗位的调休和倒休方式。考勤管理系统支持员工在多个科室轮转考勤，根据人员调动和借调情况自动生成考勤基本数据，并对有缺陷的考勤数据进行校验。考勤管理系统能够统计各科室员工每天的考勤情况，这些数据可以作为薪酬计算的依据，并实现与薪酬模块的整合。考勤分析表可以自动计算员工在各科室的出勤工作量，用于科室直接人力成本的分摊。此外，员工还可以在线申请加班、休假和公务外出，上级管理人员可以在线审批，最终由人力资源管理部门进行审核确认。通过考勤管理系统，医院能够实现高效的考勤管理和精确的时间控制，确保人力资源的合理配置和利用。

五、薪酬管理系统

薪酬管理系统能够自动处理工资、奖金和社保公积金的发放，并处理个人所得税的扣除和工资奖金的核算及过账业务。薪酬管理系统支持多维度的薪酬结构管理，自动化地完成工资核算和流水处理。同时，薪酬管理系统能对未来年度的薪酬成本进行预算，帮助医院更有效地管理人力资源成本。通过薪酬管理系统，医院可以简化薪酬发放流程，提高准确性和效率，实现全面的薪酬管理。

（一）薪酬设计

薪酬设计能针对不同类型的人员灵活设定薪酬项目和计算公式，与考勤管理平台等实现接口联动，自动获取并更新薪酬变动信息。薪酬设计确保了薪酬计算的精确性和及时性，能够根据员工的实际工作情况进行动态调整，从而提供公平、合理的薪酬体系。通过灵活的薪酬设计，医院可以更有效地管理和激励员工，提高整体工作效率和满意度。

（二）薪酬发放

薪酬发放通过接口将人事部门确定的薪酬信息自动转入财务部门，确保人事薪酬和财务工资发放的无缝对接。这种联动机制使薪酬发放流程更加高效、准确，降低了人工处理的错误率和工作量，从而实现了薪酬管理的自动化和精确化。通过这一功能，医院能够确保员工薪酬及时、准确地发放，提高了整体运营效率和员工满意度。

（三）人力成本分析

人力成本分析通过接口自动获取员工年度的基本工资、基本津贴和其他补贴等数据，对这些数据进行综合分析，以便医院全面了解和管理人力成本。这种自动化的数据收集和分析方法，不仅提高了数据的准确性和及时性，还为医院的财务规划和成本控制提供了可靠依据。通过详细的人力成本分析，医院能更有效地优化资源配置，提高整体运营效率。

六、分析决策系统

分析决策系统是专为医院管理层设计以支持高层决策的关键信息系统。该系统利用来自各类人力资源报表的数据，对医院的运营现状进行深入分析，提供包括人事编制、薪酬结构等在内的关键数据。通过汇总和分析这些信息，分析决策系统能够展示医院当前的人力资源状况，帮助管理层洞察核心运营指标，从而做出更精准的决策。分析决策系统的核心功能包括数据集成、分析处理和结果展示。它能够自动从不同的数据源收集信息，通过先进的数据处理和分析技术，将复杂的数据转化为直观的图表和报告。这些图表和报告不仅详细反映了医院的人力资源配置及使用效率，还能预测未来的人力需求和潜在的管理挑战。此外，分析决策系统还提供了一系列可定制的工具，允许管理层根据特定需求调整分析参数和报告格式，确保所得信息很大程度上符合决策需求。通过分析决策系统，医院领导能够依据实时、准确的数据做出战略决策，有效提升医院管理质量和服务效率。

第二节　智慧物流管理平台创新

智慧物流管理平台通过整合医院的物流环节、流程和管理功能，旨在减少供应链中的流通成本。这个平台为医院构建了一个全面的物流系统解决方案，帮助医院降低运营成本，提升运行效率，并且优化诊疗流程。同时，智慧物流管理平台可以促进医院管理水平的整体提升。

一、医院物资 SPD 信息平台

医院物资 SPD 信息平台采用供应链管理模式，专注于通过专业化的物流信息技术和环节管理，确保医用物资的质量安全以及满足临床需求。这一模式涵盖医用物资的院内供应、加工及配送等关键物流活动，以实现物资管理的一体化运营。SPD 信息平台通过强化医院物资管理部门的全程监控和优化内外部协调机制，提高医院物资流通的效率和准确性。SPD 信息平台不仅提升了物资管理的专业化水平，也增强了医院对物资流动的控制能力，从而支持更精细化的物资需求预测和供应计划的制订。通过这种集成化的物流服务模式，医院能够实现物资管理成本的降低和服务质量的提升，有效支撑医院的日常运营和临床服务需求，同时提高管理的整体效率和水平。

（一）供应采购协同系统

供应采购协同系统为医院与供应商之间的交易提供了一个集成的信息平台，专为医院物流管理人员和供应商设计。该系统的核心功能包括以下几个。

1. 供应商账户管理

①系统允许创建和维护一个供应商数据库。其中，包括供应商的基本信息，如公司名称、法定代表人、供应的商品名称、合同编号以及联系方式等。

②供应商账户设置。系统允许为每个供应商设定唯一的登录凭证和身份验证信息。

③登录权限授权。系统确保供应商能在平台上进行必要的操作，如订单管理、合同查看等，同时保证信息的安全性。

④供应商专属界面。供应商可以在此界面上查看与其直接相关的供应订单和合同信息，确保数据访问的相关性和准确性。

供应采购协同系统的设计旨在简化医院与供应商之间的交易流程，通过数字化平台提高供应链的透明度和效率。通过实时更新的供应数据和访问控制，该系统不仅增强了供应链管理的灵活性，还提高了医院采购的准确性和响应速度。

2. 临床工作人员登录

在医院的临床科室中，每个部门都应该有专门的人员负责操作相关的系统。这些人员需要在得到物流管理部门的正式授权后，才能使用系统进行日常工作。为了确保安全性，每个临床工作人员在使用系统时，都必须用医院统一分配的工号进行登录。此外，每个工作人员需要设置个人的登录密码，以保证账户的安全性。系统的使用规范要求每个科室必须指定至少一名工作人员负责这一任务。这样，既确保了系统使用的专业性，又能在出现技术问题时，快速找到负责人进行解决。在整个使用过程中，医院还会对操作人员进行定期培训，以确保每个人都能熟练、安全地使用系统。对于登录密码，医院推荐使用强密码策略，包括数字、字母和特殊符号的组合，以增强账户的安全防护。同时，医院会定期要求工作人员更新密码，以防密码被破解。在整个过程中，物流管理人员会对登录情况进行监控，以确保系统的安全运行。

3. 订单信息集成

在医院的物资管理系统中，订单信息的处理是一个高度自动化的流程，旨在提高物资管理的效率和准确性。对于所有需要储存库房的物资，系统将自动创建一个初步的送货订单。这一自动化功能确保了订单处理的迅速和无误。对于不需要存放库房的物资，相关科室的指定人员需要在设定的时间框架内将订单信息手动输入系统。这种分工确保了所有的物资订单能及时且正确地记录在案。初始订单被创建后，物流管理部门的工作人员会进行审核。审核无误后，初始订单会被转化为正式订单。这一审核环节是流程中的关键一步，确保了订单的准确性与合规性。此外，系统还具备智能匹配功能，可以根据订单中的订货信息自动识别并匹配合适的供应商。匹配成功后，系统将通过短信通知供应商进行送货。这种自动通知机制不仅加快了供应链的响应速度，还提高了整个供应流程的效率。

4. 提醒

供应采购协同系统支持对没有及时送货的供应商进行多次短信提醒。

5. 订单配送确认

在医院的物资配送系统中，订单确认和通知的过程被分为两个主要环节，以确保物资的正确配送和及时更新库存信息。对于被纳入库房管理的物资，一旦货物被送达并通过扫描仪扫码存放到相应的储柜中，系统就会自动执行以下几项操作。系统会自动记录送达的物资数量，确认订单任务是否已经完全履行。一旦订单确认完成，系统就会自动生成并给物流管理人员和相关供应商发送配送确认短信，通知他们订单的最终状态。对于不在库房管理范畴的物资，确认过程稍有不同。这些物资通常直接送达各临床科室，由接收物资的临床科室工作人员在系统中手动确认收货。工作人员在收到物品后，要及时登录系统更新订单状态，这一过程确保了订单处理的及时性和准确性。

6. 统计

供应采购协同系统支持按指定时间段统计各种物品的配送量。

7. 结算

供应采购协同系统支持与财务系统相联通，实现线上结算。

（二）库房管理系统

在现代医院中，医用物资的管理是通过精细化的库房管理系统进行的，库房管理系统分为三个层级，即中心库、二级库和三级库，以确保物资的高效流通与精确跟踪。

中心库作为供应链管理的核心节点，可以设在医院内部或外部，有先进的物流设施，包括加工台、库内推车、拣货箱和下送车，以及信息化设备，如 PC 一体机、手持 PDA 和条码打印机。中心库支持对进库物品的自动赋码和识别，实现物品的扫码验收、存储及出库，并且能详细记录每件物品的入库和出库时间。此外，库房管理系统还能查询到每件物品的具体去向和剩余数量，极大增强了物资管理的透明度。

二级库通常位于各个病区，配备简化的存储设施，如统一货架或智能柜。上级库房系统支持物品的扫码入库和实时库存查询。物品取用时，系统要求对取用人进行生物识别（如指纹或人脸识别）并扫描物品条码，以确保使用的合规性。系统可以实时调取物品库存量，同时查询每件物品的领用人和用途，保证物资使用的安全性。

三级库主要是床旁治疗车，配备常用的医用耗材，如换药包、手套和纱布等。在这一级别，物品管理同样依赖扫码技术，包括工作人员和患者的身份识别码。系统支持物品的扫码入库和使用过程中的实时统计，包括工作人员使用的物品名称和数量以及实时的库存量统计。

医院的库房管理系统通过高度自动化的供应链设计，实现了库存的优化和协调。库房管理系统对各级库存进行智能分析，确立了每种耗材的最大库存量和补货阈值。在此框架下，当中心库的库存量下降至预定的补货阈值时，系统会自动触发采购计划，以保证库存水平的稳定。同样地，当二级库库存达到补货点时，系统也会自动生成相应的补货计划。此外，整个库存管理流程由 SPD 系统自动管理，这种自动化管理大大减少了人为干预的需要，提高了效率。通过精确控制库存，不仅避免了临床科室可能出现的库存积压问题，还防止了由于库存不足无法满足临床需求的情况。这一策略有效地保持了医用物资在最佳库存量的范围内，减少了因物资过期或过量积压造成的浪费，也显著降低了库存成本。

（三）定数包和手术套包管理系统

在现代医院管理中，定数包和手术套包系统是提高手术和临床操作效率的关键工具。定数包通常包含针对特定医疗程序所需的器械和耗材，其预先组装在一起，以便快速使用。手术套包是针对特定类型的手术，将所有必需的耗材和器械预先分类并打包，根据手术计划进行精确配送，从而确保手术室的流畅运作和资源的合理利用。这一系统的工作流程高度自动化。首先，系统会根据医嘱或手术排期自动提取所需的包裹数量，并将这一需求通知中心库。中心库在接收需求后，会评估当前库存情况，并根据库存水平向供应商发送送货通知。这种自动化的信息流程不仅优化了物资的配送过程，还保证了医院有效应对突发的手术需求。此外，从物资的准备到使用的整个流程，系统都支持通过扫码技术进行追踪。这种扫码系统覆盖了器材和耗材的准备、配送以及最终的使用，确保了过程的透明度和可追溯性。医院工作人员可以通过系统实时查询各类包裹的准备状态和使用状态，大大提高了物资管理的效率和准确性。

通过定数包和手术套包管理系统，医院不仅能减少临床科室在物资管理上的负担，还能显著提升临床工作人员的工作效率。系统化的物资管理减少了物资准备不当或延误造成的手术等待时间，也减少了过度采购或不当储存导致的耗材浪费。这种管理模式不仅优化了资源配置，也为医院提供了一种高效、经济的运营方案，确保了医疗服务的质量与安全。

二、医院药品管理智能系统

医院药品管理智能系统通过整合最新的物流技术和信息系统，实现药品的高效管理。该系统不是单纯地处理药品的购买和分销，而是通过智能化的供应链和药事管理系统，优化了药品的整个供应过程，包括采购、储存和配送。医院药品管理智能系统设计旨在提升药品管理的效率，确保药品供应的及时性，同时提高资金的使用效率和药事服务的质量。通过自动化的库存监控和数据分析，医院能够实现更精确的库存控制和需求预测，从而减少浪费，确保患者能及时得到需要的药物。

（一）药品供应链系统

药品供应链系统为医院与药品供应商之间的交互提供了一个高效的信息化平台，主要服务医院的药房管理人员和药品供应商。该系统旨在简化药品的采购、入库、出库、补货、盘点和订单处理等环节。通过药品供应链系统，医院能够向供应商发送具体的药品需求，包括药品的种类和规格。供应商在接收需求后，将相关药品的信息输入系统，并为每种药品生成一个条码，贴在其包装上。这一过程极大地简化了后续的物流和库存管理，因为当药品到达医院后，药库工作人员只需要扫描包装上的二维码即可自动完成药品的入库操作。这种自动化的数据录入减少了人工错误的可能性，并加速了药品处理流程。此外，药品供应链系统还允许医院和供应商进行实时的库存监控与管理，从而优化库存水平，减少资金的占用和降低药品过期的风险。系统集成的各种管理功能也支持药品的实时跟踪，确保药品供应的连续性和安全性。药品供应链系统不仅提高了药品管理的效率，还增强了医院与供应商之间的协作。通过这种技术驱动的解决方案，医院能更加精确地控制药品流通，确保医疗服务的质量与效率，也为医院管理带来成本效益。

（二）药事管理系统

药事管理系统，是帮助药师高效率地为临床提供药事服务的信息系统。

1. 智能审方

智能审方是医院药事管理系统的关键组成部分，主要功能是自动化地对临床医生开具的处方进行评估和审核。医生在医院信息系统中输入处方后，处方信息会被传送到药事管理系统。系统利用先进的算法自动检查处方的合理性，包括药物剂量、配伍兼容性等关键参数。如果处方符合所有药学和医疗标准，则自动获得批准，并被发送到发药中心准备发放。这一过程极大地提升了处方处理的速度和准确性。然而，当系统检测到任何潜在的问题或不符合标准的情况时，处方将不会通过自动审核。在这种情况下，系统会标记这些处方并转交给药事管理团队进行人工审核。人工审方环节允许药师对处方进行深入分析，处理更复杂或需要专业判断的问题。这一双层审核机制确保了处方的最高安全性和合理性，从而保护患者免受不适当药物使用的风险。通过智能与人工相结合的审方系统，医院能有效地提高药事服务的质量，同时确保患者治疗的安全和效果。

2. 用药知识推送

在现代医疗系统中，患者用药安全和正确性的保证是重要的一环。为了支持患者更好地理解和正确使用药品，医院提供了一种创新的用药知识推送服务。该服务在患者取药后自动激活，通过短信、微信或专门的手机应用程序向患者发送详细的药品信息。用药知识推送服务的核心目标是确保患者在家中也能像在医院一样得到专业的药物指导。系统自动提供的内容包括药品的使用方法、剂量规定、潜在的副作用、与其他药物或食物的相互作用等关键信息。这种信息推送旨在帮助患者更加安全和有效地管理自己的用药计划。通过这种技术手段，医院能够在患者离开后继续提供支持，降低由用药错误引发的健康风险。此外，这种服务还提供了一个互动的平台，患者可以通过相应的应用程序提出用药过程中的疑问，医院的药师团队可以实时回答这些问题，进一步增强用药的正确性和安全性。这不仅提升了医疗服务的质量，也提高了患者对医疗机构的信任度和满意度。

3. 智能处方点评

在医院药事管理系统中，智能处方点评扮演着至关重要的角色，通过提供针对性的用药质量评估优化医疗服务。智能处方点评能够根据药事管理团队的具体需求，对指定医生、治疗团队或病区的处方执行情况进行详细的分析和评价。智能处方点评主要是评估处方的合理性、效率以及安全性，确保每一份处方符合最高的医疗标准。完成的评价结果不仅是对医师或治疗团队用药实践的直接反馈，也是医院内部质量保证的重要组成部分。这些评价结果将自动编制成报告，发送至医院的学科考核办公室，作为评估医疗人员绩效和医疗质量的关键指标之一。通过这种智能化的点评，医院能够实时监控和提升用药管理的质量，不仅能提高医疗服务的整体水平，还能确保患者接受更安全、更有效的治疗。此外，智能处方点评的反馈机制也促进了医疗人员在药品使用上的自我改进和专业成长，进一步提高了医院的服务质量和患者满意度。

4. 自动发药机

自动发药机是一种集成到医院信息系统中的先进设备，主要包括智能药品存储柜和自动传输带。自动发药机旨在优化药品分发流程，提高药房的工作效率。当患者在药房的服务窗口使用电子卡或就诊卡进行身份验证时，他们的取药指令会自动传输到自动发药机。在接收取药请求后，自动发药机会自动从智能药柜中检索指定的药品，并通过传输带将药品送至患者所在的窗口。在药品送达后，药师会进行最后的核对，确保药品的正确无误后再交付给患者。这种自动化的流程显著减少了患者的等待时间，减轻了药房工作人员的负担。通过实施自动发药机，医院能够实现更快速的药品分发，确保患者可以在最短的时间获得所需药物，不仅提升了患者的就医体验，也提高了药房的操作效率。此外，自动发药机还通过减少人工操作，降低了发药过程中的错误率，进一步保证了药品分发的准确性和安全性。这种技术的引入，是现代医疗服务中提高效率和患者满意度的重要步骤。

（三）第三方药品配送系统

第三方药品配送系统标志着现代医疗物流的一个重要进展，涉及将药品配送服务外包给具有专业资质的物流企业。这些企业并不直接涉及药品的购买或销售，而是专注于提供基于合同的定制化、信息化的物流服务，确保药品从供应链到患者手中的高效、安全转移。在实际操作中，第三方药品配送系统允许医院设立专门的院外药品库房，这些库房配备了满足药品配送需求的专业设备和技术。这些院外设施的管理和质量控制标准，与医院内部药房的标准完全一致，确保了药品管理的连贯性和安全性。药品订单处理在第三方药品配送系统中高度自动化　具体来说，通过智能审方系统审核通过的医嘱会直接发送至院外药品库房进行处理。对于未通过智能审方的订单，系统会自动转入人工审方流程。一旦人工审核通过，相关药品订单就会被发送到院外库房。如果医嘱未能通过人工审查，该订单就会被退回给开处方的医生，并通过系统自动发送短信通知医生重新审查。此外，第三方药品配送系统还支持对同一患者的多个处方进行合并处理，并对需要特殊处理的药品（如需要冷藏、防摇晃等）在系统中以不同颜色的文字提示。这些具有特殊要求的药品在打包前会进行仔细的扫描，以确保所有特殊条件得到满足。系统还支持条码打印和将药品明细附在外包装上，以便跟踪和管理。在配送过程中，所有药品都可以通过系统进行扫描和追踪，确保药品的来源和流向能被准确记录。系统还具备监控和评估功能，可以按照指定的时间段统计处方编号、药品发放量、具体时间点以及接受药品的患者姓名，从而提供详尽的数据支持药品分发的整体监控和评估。

通过这种外包给具备专业能力的第三方物流提供者的药品配送系统，医院能够优化资源分配，提升药品供应链的效率，并通过精确的药品管理保障患者用药的安全性和时效性。第三方药品配送系统不仅提升了药品供应的效率，还提升了整个医疗服务的质量和患者的满意度。

第三节 智慧后勤保障管理平台创新

智慧后勤保障管理平台是利用现代信息技术如大数据、云计算、物联网、人工智能等，优化和管理组织的后勤支持活动的系统。采用这种平台的目的是通过自动化和智能化手段提高效率、减少成本和提升服务质量。智慧后勤保障管理平台主要由以下四个系统组成，如图 6-1 所示。

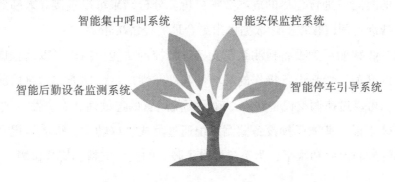

图 6-1 智慧后勤保障管理平台的组成系统

一、智能后勤设备监测系统

智能后勤保障管理平台依托信息化管理技术，并基于医院建筑及设备的实时数据，采用了数据采集、远程传输和远程遥控等数字技术监督与分析医院后勤管理的各个阶段的工作。这种集成化的系统旨在提升后勤服务的效率与质量，确保后勤管理与服务的无缝协同，从而显著提高整体的管理水平。

智能后勤设备监测系统是一种高度先进的技术解决方案，旨在优化医院的设备管理和维护。该系统具备以下关键功能。

第一，智能后勤设备监测系统可以精确展示各后勤设备的位置信息，包括设备的具体布置点、相关的布局线路图以及整个医院的管网结构图。这一功能方便了设备的日常管理和紧急情况下的快速定位。

第二，智能后勤设备监测系统支持对设备点位的监测数据进行实时显示，利用不同颜色标识数据的不同状态，使数据读取直观明了。用户可以通过点击具体的点位，查看该设备在选定时间段的详细连续监测数据。

第三，智能后勤设备监测系统具备即时报警功能，能够在检测到数据异常时，通过短信、电话或医院内部报警系统进行及时通知。这一机制不仅能对当前的异常数据发出警告，还能对可能的异常变动进行预警，极大地增强了安全管理的前瞻性。

第四，智能后勤设备监测系统包含成本指标数据分析工具，允许用户根据指定的时间段进行详尽的成本数据分析。分析结果可以直接导入绩效核算系统，帮助管理层根据实际数据做出更合理的经济决策。

第五，智能后勤设备检测系统支持远程控制功能，用户可以远程操作关键设备的开关，增强设备操作的灵活性和即时性。这一功能在紧急情况下特别重要，可以迅速调整设备状态，确保医院运营的连续性和安全性。

总体来说，智能后勤设备监测系统通过集成这些功能，极大地提升了医院后勤管理的效率和水平，为医院提供了强大的技术支持和服务保障。

二、智能集中呼叫系统

智能集中呼叫系统是一种综合性的智能化平台，用于提高故障响应和维修服务的效率。该系统整合了故障报告、接收调度、维修人员调配以及维修结果反馈的功能，使整个维修流程更加流畅和高效。

第一，智能集中呼叫系统的主要功能包括呼叫管理，能够即时接听来电并支持使用小号进行内部通话以及多方通话，从而确保通信的灵活性和保密性。在接到报修电话时，系统会自动弹出一个窗口，这个窗口不仅显示来电信息，还允许操作人员快速输入关键字进行搜索和记录，极大地方便了对事件的记录和跟踪。

第二，智能集中呼叫系统具备强大的资料管理功能，可以自动保存通过电话导入的视频、图片或文本资料，并且支持按类别、项目和时间段进行详细的资料查询，使资料的检索和管理变得更加高效。

第三，智能集中呼叫系统包含先进的位置追踪功能，可以实时显示后勤工作人员的位置信息，这一功能通过工作人员佩戴的智能终端实现，有效提升了管理的透明度和响应速度。

第四，智能集中呼叫系统能够根据预设标准统计和计算后勤人员的工作量及工作强度，按照不同时间段进行分析，有助于评估员工的工作效率和规划人力资源。

整体而言，智能集中呼叫系统通过高度集成和自动化的功能，不仅优化了故障处理流程，也增强了后勤管理的效能，从而显著提升了服务质量和响应速度。

三、智能安保监控系统

在医院这种人流密集且功能区域复杂的环境中，传统的安保方法如人工巡查往往难以及时发现并有效应对安全隐患。因此，部署一个高效的智能安保监控系统尤为关键，其能确保医务人员和患者的人身安全及财产安全。

第一，智能安保监控系统通过利用先进的网络视频监控技术，极大地提升了对重点人群的监控识别率和安全事件处理的效率。该系统包含多项功能，其中，最重要的是呼叫管理功能，系统能即时接听院内的紧急报警电话，并支持通过小号拨打内部电话以及实现多方实时通话，确保在紧急情况下可以快速、有效地进行沟通。

第二，智能安保监控系统具备强大的数据存储与查询功能，能自动保存所有录入的视频或音频资料，并允许用户根据具体地点和时间段进行高效检索，方便安保人员迅速回溯和分析相关事件。

第三，在人脸识别与捕获方面，智能安保监控系统能够在实时视频流中准确识别并捕获指定的人脸信息。此外，该系统还具备人脸追踪功能，可以对识别的人脸进行持续追踪和定位，实时在控制中心显示该人物的行踪，从而增强安全监控的连续性和有效性。

第四，巡更管理。智能安保监控系统能够显示医院内所有的巡更点位，并自动记录巡更人员到达各点位的时间，不仅优化了巡更流程，还增强了巡更记录的准确性和可查询性。

第五，智能安保监控系统包括自动呼叫功能，当系统通过人脸识别捕获到特定个体及其行迹时，能自动向周围多个方向的安保人员发出警报，快速集结响应力量，从而迅速响应可能的安全威胁。

总体来说，智能安保监控系统为医院提供了一个全面、高效和自动化的安全保障方案，大大提高了医院安全管理的水平，保障了医院环境的安全稳定。

四、智能停车引导系统

在城市化迅速发展的今天，医院面临的停车挑战日益增加，尤其是在大型综合医院中，停车难已成为影响患者就医体验的重要因素之一。为了解决这一问题，医院采用了智能停车引导系统，该系统旨在最大化利用有限的停车资源，为驾车就医的患者提供快速有效的停车指引。智能停车引导系统的核心功能包括车位信息实时展示和管理。系统能够实时更新各区域车位的占用情况，并能够根据时间段进行车位使用数据的统计，以帮助管理人员优化车位分配和调整停车策略。此外，系统具备高效的车辆识别功能，能在车辆进入停车场时自动识别车牌号，从而简化入场流程。当车辆停放时，系统能准确计算每辆车占用的具体时间，便于后续的管理和调度。在费用计算与收取方面，系统能在车辆离开时自动计算停车费用，并将费用信息发送到车主的手机端，同时支持包括微信和支付宝在内的各种移动支付平台，实现快速便捷的自动扣费，极大地提升了用户的支付体验。智能停车系统还提供车位预留功能，可以在用户需要时锁定特定的车位，保证在高峰时段或紧急情况下用户能有车位使用。同时，系统可以显示当前剩余的车位数量及其具体位置，并通过移动终端提供导航服务，引导驾驶员直接驶入预留车位。通过这些综合性的功能，智能停车引导系统不仅提高了医院的车位使用效率，也极大改善了患者及访客的就医体验，有效缓解了医院停车的压力。智能停车引导系统的应用确保了停车资源的合理分配和高效利用，是现代医院管理中不可或缺的一部分。

智慧人力资源管理平台通过自动化和数据分析优化了人才招聘、培训、评估及员工福利管理，使人力资源部门能更精确地满足医院运营的需求。薪酬管理系统的创新提高了财务透明度和操作效率，确保资金流动的合理性和安全性。此外，智慧物流管理平台和智慧后勤保障管理平台为医院的物资供应和后勤保障提供了高效的解决方案，通过精确的资源配置和实时的监控系统，极大地提升了医院的运营效率和服务能力。

随着信息技术的快速发展，智慧化管理平台在提高医院管理效率和服务质量方面展现出巨大的潜力。未来，医院管理者应继续探索和深化智慧化应用，不断创新管理模式，以适应新时代的发展需求，实现医疗服务的全面优化和升级。这样的创新不仅能推动医院管理向更高水平发展，也能为患者提供更安全、更便捷、更高质量的医疗服务。

参考文献

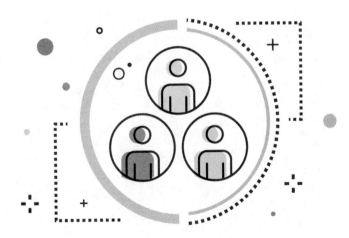

[1] 张英. 医院人力资源管理 [M]. 北京：清华大学出版社，2017.

[2] 阚瑞宏. 现代医院人力资源管理探析 [M]. 北京：航空工业出版社，2019.

[3] 黄婧，覃旋，胡耶芳，等. 医联体背景下公立医院人力资源管理实践创新 [M]. 沈阳：辽宁科学技术出版社，2020.

[4] 余雄武. 医院人力资源价值升华：医院人性化管理实践 [M]. 北京：清华大学出版社，2019.

[5] 丁强，王晓东，张正堂，等. 医院人力资源管理实践创新 [M]. 北京：社会科学文献出版社，2017.

[6] 吕丽红. 医院人力资源管理模式与策略研究 [M]. 延吉：延边大学出版社，2019.

[7] 赵斌，王双苗，朱思祥. 现代医院人力资源管理变革咨询实战解码 [M]. 武汉：华中师范大学出版社，2008.

[8] 苏小慧，陈思思. 管理岗位轮转在医院人力资源管理中的应用 [J]. 环渤海经济瞭望，2023（10）：116–119.

[9] 俞泽青. 去编制化背景下公立医院人力资源管理 SWOT 分析 [J]. 就业与保障，2023（5）：43–45.

[10] 韩燕. 公立医院人力资源管理信息化建设途径探析 [J]. 中国管理信息化，2023，26（9）：111–114.

[11] 倪丽云，苏靓靓. 公立医院后勤人力资源管理的研究分析 [J]. 江苏卫生事业管理，2022，33（12）：1598–1600.

[12] 刘瑞峰，赵素琴，李玉龙. 医院人力资源工作备忘提醒系统的设计与研发 [J]. 经济师，2022（9）：257–258.

[13] 谢阿秋. 人本理念融入医院人力资源管理的有效路径 [J]. 人才资源开发，2022（14）：30–32.

[14] 任杰. 新形势下公立医院人力资源管理创新与思考 [J]. 老字号品牌营销，

2022（8）：149–151.

[15] 蓝雪. 医院行政管理工作中人力资源管理精细化的推进策略 [J]. 现代企业文化，2022（10）：136–138.

[16] 陆秉，王慧玲. 医院管理岗位轮转在人力资源管理中的重要性分析与应用 [J]. 中国卫生标准管理，2022，13（6）：32–34.

[17] 伍漪. 优化医院人力资源管理新思路 [J]. 人力资源，2021（24）：10–11.

[18] 赵丽昀. 人力资源管理理念在医院人事管理中的应用价值分析 [J]. 中国卫生标准管理，2021，12（20）：15–18.

[19] 钟足华，马海雁. 匹配观视角下，创新医院人力资源管理模式 [J]. 人力资源，2021（20）：128–129.

[20] 高大乘. 人才流动背景下如何做好医院人力资源管理 [J]. 办公室业务，2021（12）：168–169.

[21] 盘英华. 关于医院人力资源管理的人才引进与培养 [J]. 现代企业，2021(6)：22–23.

[22] 雷琴. 人才激励机制在公立医院人力资源管理中的运用 [J]. 办公室业务，2021（10）：170–171.

[23] 庄惠娴. 有关人力资源管理理念在医院人事管理中的价值探析 [J]. 商讯，2021（12）：195–196.

[24] 刘福云. 基于和谐劳动关系的医院人力资源管理 [J]. 人才资源开发，2021（8）：31–32.

[25] 徐勤. 公立医院行政管理部门绩效考核框架的探索：以 H 医院为例 [J]. 办公室业务，2020（23）：148–150.

[26] 张丹. 经济学基础上医院人力资源管理问题研究 [J]. 企业科技与发展，2020（9）：173–175.

[27] 李玮婷，郑宁，朱金燕，等. 新时期公立医院行政管理人员职业发展对策 [J]. 解放军医院管理杂志，2020，27（7）：685–686.

[28] 梁爽. 现代人力资源管理规划对医院人事管理的影响 [J]. 人力资源，2020（12）：136–137.

[29] 戴高乐．医院人力资源管理信息化的必要性 [J]. 人力资源，2020（10）：22-23.

[30] 胡璐．试论人力资源开发在医院人事管理中的应用 [J]. 临床医药文献电子杂志，2020，7（22）：184.

[31] 张晓田．基于双因素理论的医院人力资源管理激励 [J]. 经济师，2020（2）：260-262.

[32] 李雨璇．探析人力资源管理在医院行政管理中的重要性 [J]. 人力资源，2020（2）：127.

[33] 刘小娇，朱耀洲．医院人事管理向人力资源管理的转变探析 [J]. 财经界，2019（35）：243-244.

[34] 张春梅，时玲，刘春娣．浅析管理岗位轮转在医院人力资源管理中的重要性 [J]. 中国卫生产业，2019，16（30）：92-93，96.

[35] 邢鸥．人力资源管理理念在医院人事管理中的价值 [J]. 中国卫生产业，2019，16（25）：44-45.

[36] 郝晓晋．医院传统人事管理向人力资源管理转变的探究 [J]. 中国卫生产业，2019，16（24）：44-45.

[37] 黄飙，姚纯，王玉芳，等．新形势下"行政 MDT"模式在医院人力资源管理中的实践 [J]. 现代医院，2019，19（5）：664-666.

[38] 庞楠，韩涛．"鲶鱼效应"在公立医院行政与人力资源管理中的应用 [J]. 经济师，2019（1）：210-211.

[39] 赵彤光，冯涛．医院后勤个人绩效信息管理系统 [J]. 辽宁经济，2018（11）：94-96.

[40] 方洁，何绍斌．医院行政管理岗位人力资源配置模型设计 [J]. 医院管理论坛，2018，35（11）：64-66，15.

[41] 王玲．激励机制在医院后勤临时工管理中的作用 [J]. 中小企业管理与科技（中旬刊），2018（7）：21-22.

[42] 王芳．公立医院人力资源管理的瓶颈与出路 [J]. 经济研究导刊，2018（20）：126-127.

[43] 李亭 . 新形势下公立医院人力资源管理措施的创新与思考 [J]. 人才资源开发，2023（19）：64-66.

[44] 李亚 . 粤北地区公立医院行政管理人员激励机制研究 [D]. 武汉：华中师范大学，2023.

[45] 金杭 . X 公立医院人力资源配置问题与对策研究 [D]. 徐州：中国矿业大学，2022.

[46] 董凝凝 . 公立医院人力资源管理存在的问题及对策研究：以温州市 Y 医院为例 [D]. 南昌：江西师范大学，2020.

[47] 侯立娟 . 公立医院人力资源管理存在的问题及对策研究：以 Y 市 A 医院为例 [D]. 青岛：青岛大学，2019.

[48] 杜鹃 . HZ 医院员工流失的影响因素和对策研究 [D]. 西安：西安电子科技大学，2018.

[49] 李欣 . 新公共管理视阈下公立医院人力资源管理现状及对策研究：以 T 市 X 医院为例 [D]. 泰安：山东农业大学，2017.

[50] 郭颖婕 . 公立医院人力资源管理问题研究：以天津市 Z 医院为例 [D]. 天津：天津大学，2007.